그리운
놀이

추천의 글

회색빛으로 흐려지는 부모님의 기억을
다채롭게 물들이기를!

나이가 들면서 인지 기능은 서서히 감소합니다. 사람마다 진행 속도나 일상생활에 미치는 영향의 정도는 분명 다르겠지만, 누구도 피할 수 없는 일이지요. 하지만 건강한 신체 활동과 생활습관에 힘쓰면서 두뇌 훈련을 반복하면, 인지 기능이 병적인 상태로 나빠지는 일은 충분히 막을 수 있습니다.

뇌 과학 연구에 따르면, 다양한 감각 활동을 통해 뇌의 신경세포를 반복적으로 자극해야 인지 장애를 예방할 수 있다고 합니다. 그림 그리기나 색칠하기, 독서, 글쓰기, 카드 게임, 낱말 맞추기 등은 잘 알려진 두뇌 훈련법입니다. 요즘 인기 많은 컬러링 역시 인지 기능을 유지·향상시키는 데 유익한 활동으로 손꼽힙니다. 어떤 내용의 그림인지, 무슨 색을 칠할지 끊임없이 생각하면서 손의 미세 근육을 사용한다는 점에서 그렇습니다.

두뇌 훈련은 또한 감정적으로 평온하고 삶에 대한 긍정적인 에너지가 높을 때 효과가 극대화됩니다. 뇌가 즐거워야 생각의 회로가 한층 활성화되기 때문입니다. 효리원의 〈부모님을 위한 쉬운 컬러링북〉은 부모님들이 옛 추억을 떠올리며 즐겁게 색칠할 수 있도록 구성한 책입니다. 추억을 떠올려 말하고 그 기억을 아름답게 색칠하면서, 삶에 대한 온화한 마음을 되찾고 기억력과 함께 인생의 기쁨을 회복하도록 돕는 것입니다.

인지 능력이 떨어지면서 옛 기억이 새록새록 떠오른다는 분들을 종종 봅니다. 그리운 풍경을 담아 낸 그림을 색칠하다 보면, 회색빛으로 흐려지는 부모님의 기억이 다채롭게 물들여지리라 믿습니다.

대한임상노인의학회 교육이사
연세대학교 의과대학 세브란스병원 부교수 강희택

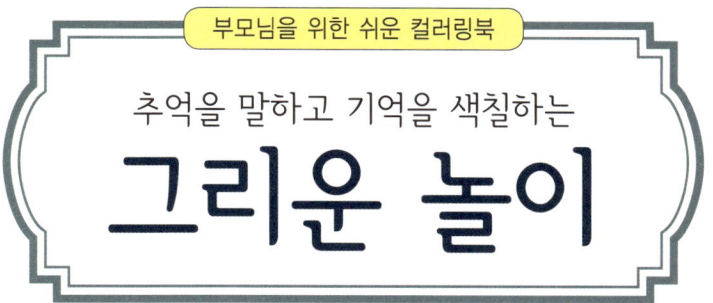

부모님을 위한 쉬운 컬러링북

추억을 말하고 기억을 색칠하는
그리운 놀이

인지능력개발원 구성 / 김세진 그림

강희택 교수 추천

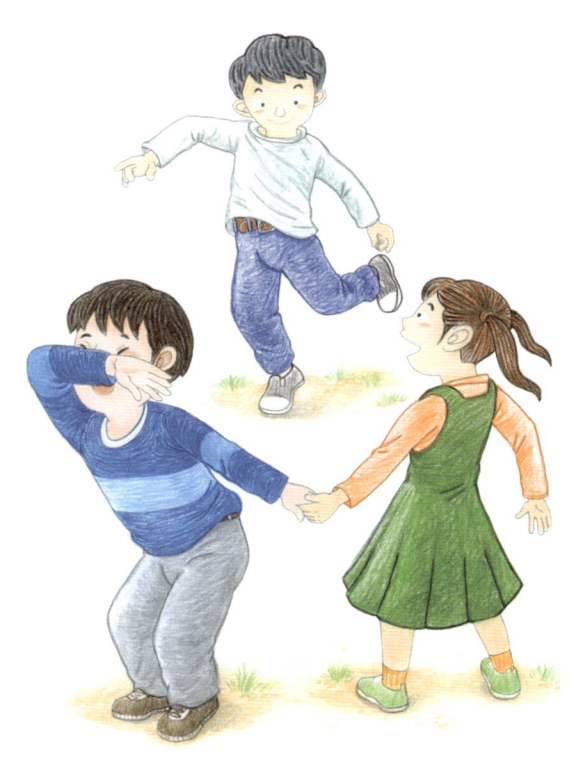

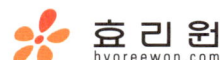

들어가는 글

왁자지껄 아이들 소리가 있는 추억 여행
그리운 놀이

"이제 그만 놀고 들어와 밥 먹어라!"
어둑어둑 땅거미가 내려앉으면 어김없이 들려오던 엄마의 부름! 시간 가는 줄 모르고 놀이에 빠져 있던 친구들은 "내일 또 놀자!"고 고함치며 하나둘 집으로 돌아갔지요. 왁자지껄했던 아이들의 소리가 잦아들어야 골목은 차츰 어둠에 잠겼어요.

학교가 파하면 매일 골목 어귀에 모여 아무 걱정 없이 뛰놀던 그 시절, 아이들에게 놀이는 '밥'이었어요. 매일 양껏 먹으며 쑥쑥 자랐지요. 그 귀한 양식을 잊고 지낸 지 한참, 다시 그때처럼 놀이로 '밥심'을 키워 보면 어떨까요?

즐거웠던 한때를 기억해 내는 일은 잠자는 뇌세포를 활성화하는 데 아주 효과적입니다. 생각을 거듭하는 사이 두뇌 활동이 활발해지거든요. 더불어 즐거운 기억을 끄집어내어 사람들과 이야기 나누면, 인지 기능은 물론이고 삶에 대한 정서까지 좋아집니다.

〈부모님을 위한 쉬운 컬러링북_그리운 놀이〉는 어린 시절의 왁자지껄했던 놀이를 추억하면서 기억력과 함께 정서력을 회복하는 컬러링북입니다. 시간 가는 줄 모르고 빠져들었던 놀이의 순간으로 추억 여행을 떠나 보세요. 그리고 가족과 친구들에게 '나의 추억 이야기'를 들려주세요. 추억을 회상하고 말하는 것만으로도 무료했던 일상에 활기가 더해질 거예요.

즐거운 마음을 회복하면, 생각하는 힘이 길러져 기억력도 강화됩니다!

이 책의 색칠 방법

무엇으로 색칠할까요?

보통 색칠할 때는 색연필, 물감, 파스텔 같은 재료를 사용해요. 이 책은 색연필로 그린 그림이지만, 꼭 색연필이 아니더라도 괜찮아요. 재료의 특성에 따라 자신이 원하는 재료를 선택하여 색칠하면 됩니다.

- 색연필은 연필처럼 잡고 그릴 수 있어 쉽고 간편하게 색칠할 수 있어요.
- 물감은 물을 섞어서 붓으로 색칠해요. 물로 밝기를 조절하기 때문에 밝은 느낌을 줍니다.
- 파스텔은 색 가루를 굳혀서 만든 크레용이에요. 손으로 문질러서 사용하면 은은하고 부드러운 느낌을 줘요.

어떻게 색칠할까요?

- 책의 왼쪽에는 그리운 놀이가 그려져 있습니다. 글을 읽고 그림을 보면서 오래 전 놀이에 얽힌 추억을 떠올려 보세요.
- 책의 오른쪽 밑그림에 색칠합니다. 색깔은 제시된 그림과 똑같지 않아도 돼요. 자신이 좋아하는 색으로 추억을 그려 나가세요.
- 넓은 부분을 먼저 칠하고 나서 좁은 부분과 작은 그림들을 칠합니다.
- 밝은 부분은 연하게, 어두운 부분은 진하게 칠해서 입체감을 살리면 더 재미있게 색칠할 수 있어요.

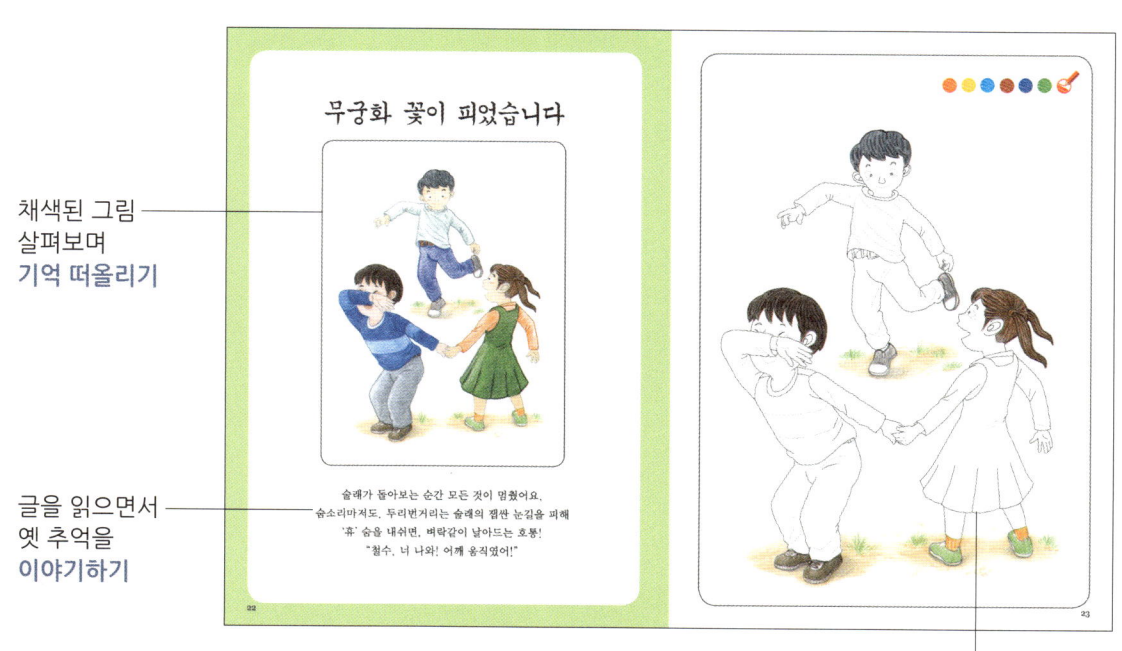

채색된 그림 살펴보며 **기억 떠올리기**

글을 읽으면서 옛 추억을 **이야기하기**

밑그림에 자유롭게 색칠하며 **추억에 잠기기**

차례

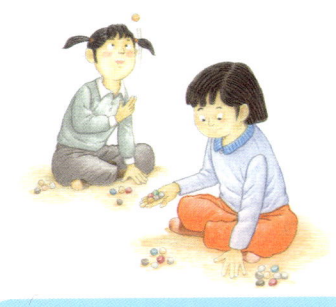
공깃돌 놀이 • 8

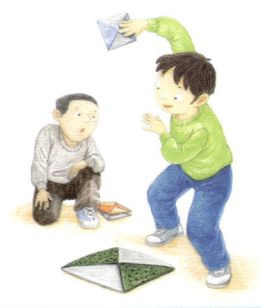
딱지 따먹기 • 10

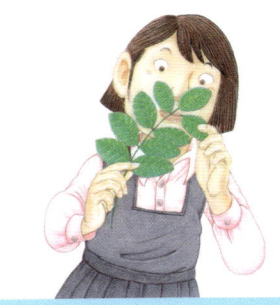
아카시아 잎점 • 12

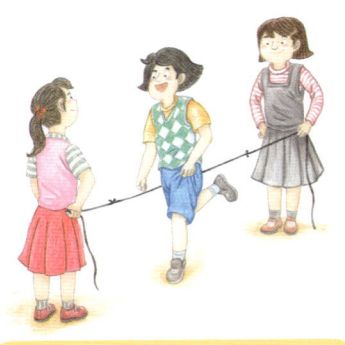
고무줄 뛰기 • 14

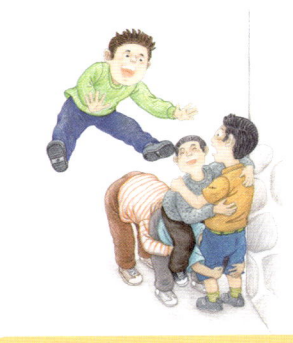
말뚝박기 • 16

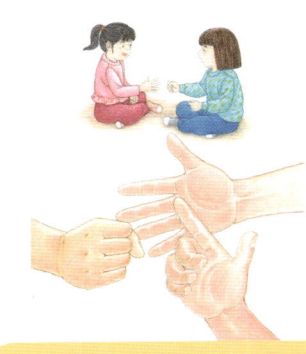
가위바위보 • 18

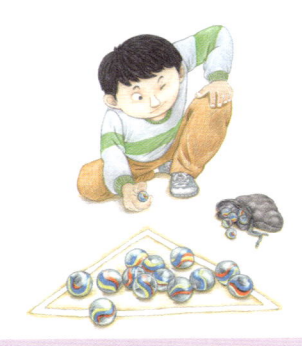
구슬치기 • 20

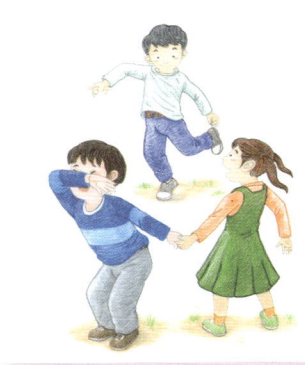
무궁화 꽃이 피었습니다 • 22

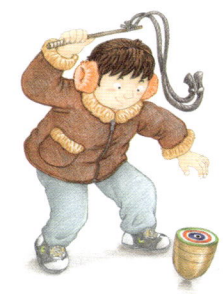
팽이 돌리기 • 24

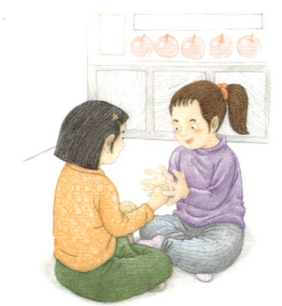
쌀보리 • 26

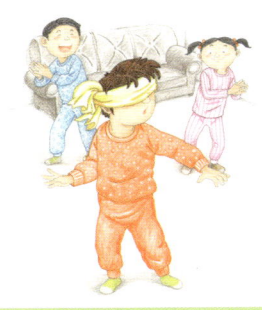
술래잡기 • 28

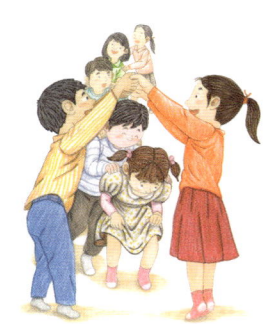
대문 놀이 • 30

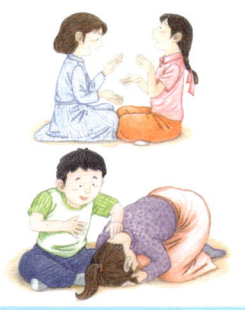
손손손 놀이 • 32

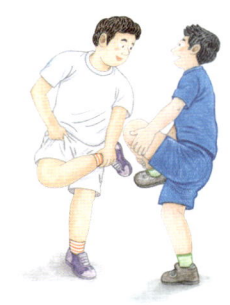
닭싸움 • 34

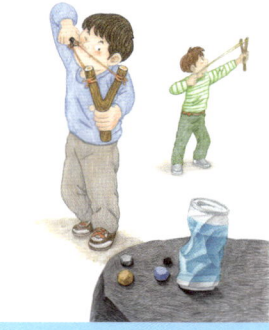
새총 쏘기 • 36

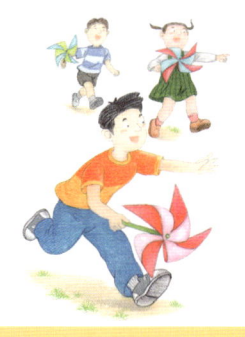
바람개비 날리기 • 38

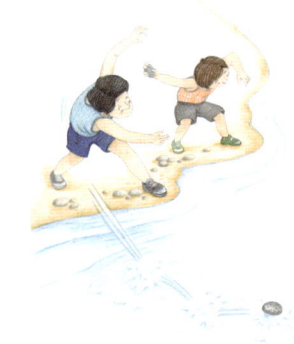
물수제비뜨기 • 40

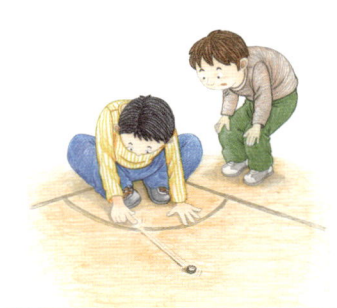
땅따먹기 • 42

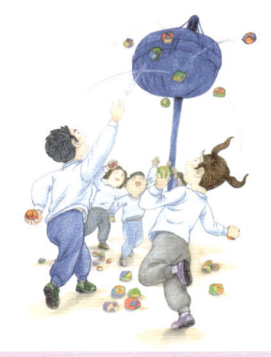
콩 주머니 던지기 • 44

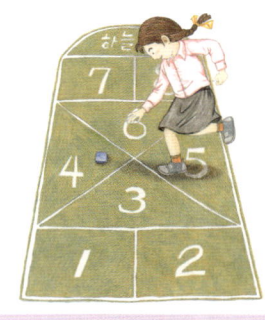
사방치기 • 46

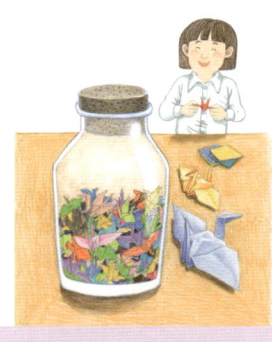
종이학 접기 • 48

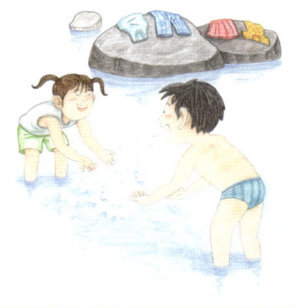
물장구 • 50

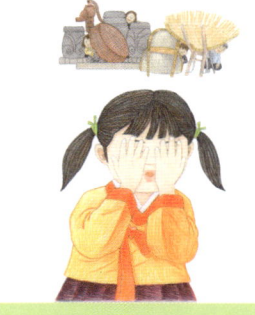
숨바꼭질 • 52

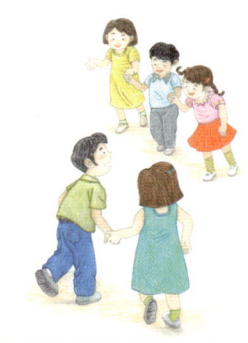
우리 집에 왜 왔니? • 54

공깃돌 놀이

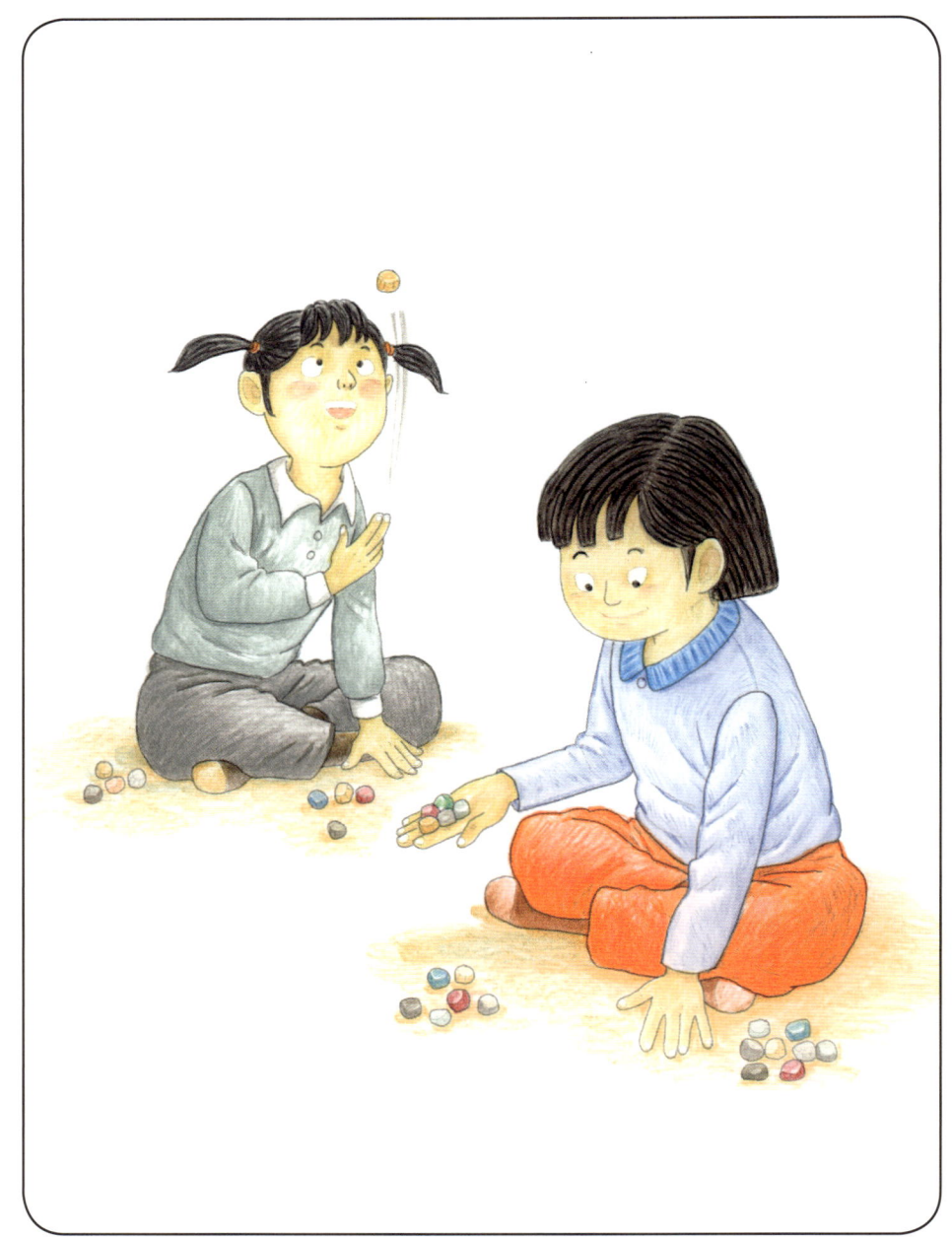

'차라락차라락 데구르르~.'
도토리처럼 조그맣고 동그란 돌 다섯 알이 바닥에 굴러갔어요.
한 알을 집어 높이 던져올리면서 착, 착, 착, 착! 모두 성공!
이제 다섯 알을 한꺼번에 던져서 작은 손등으로 올리면 돼요!

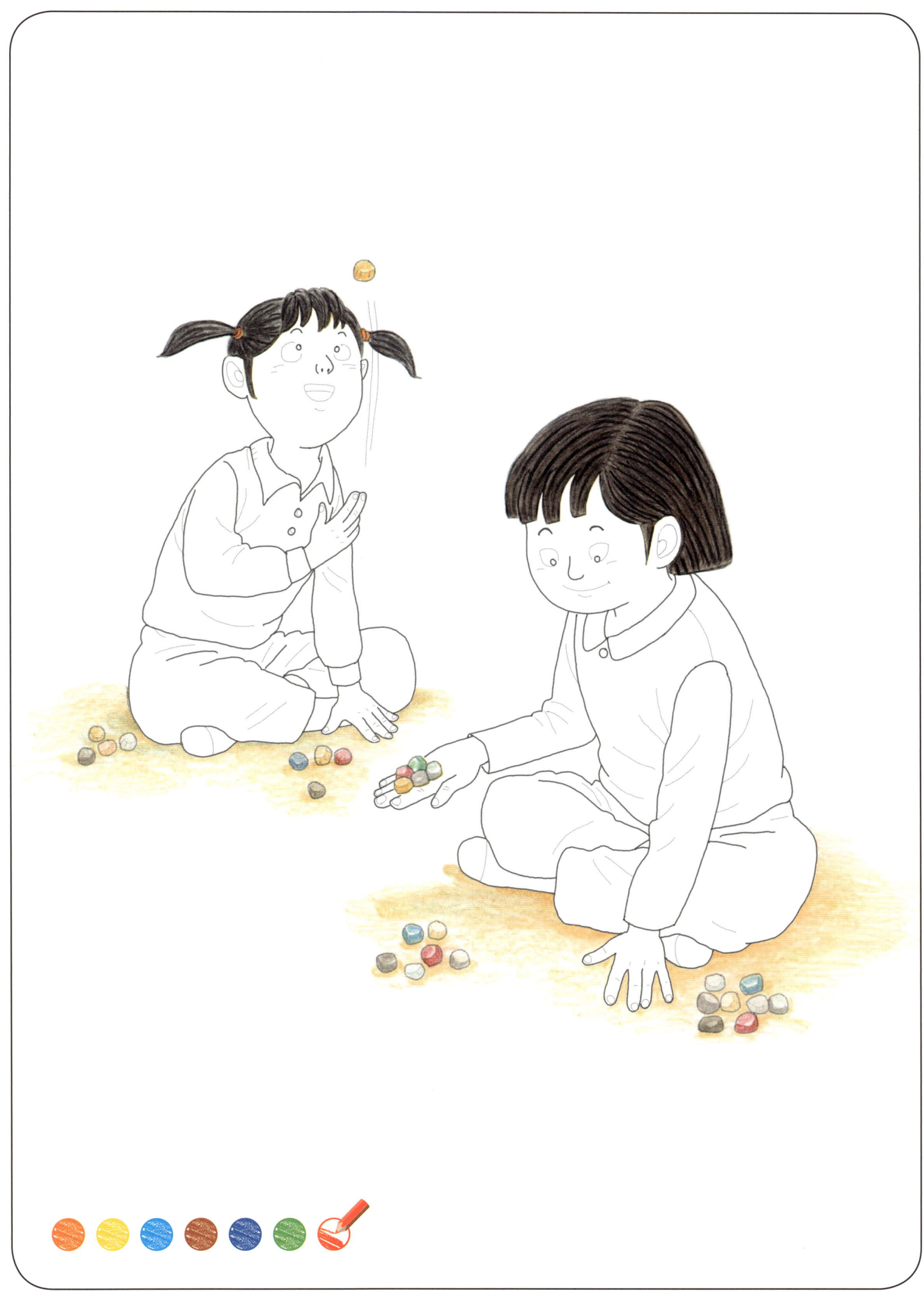

딱지 따먹기

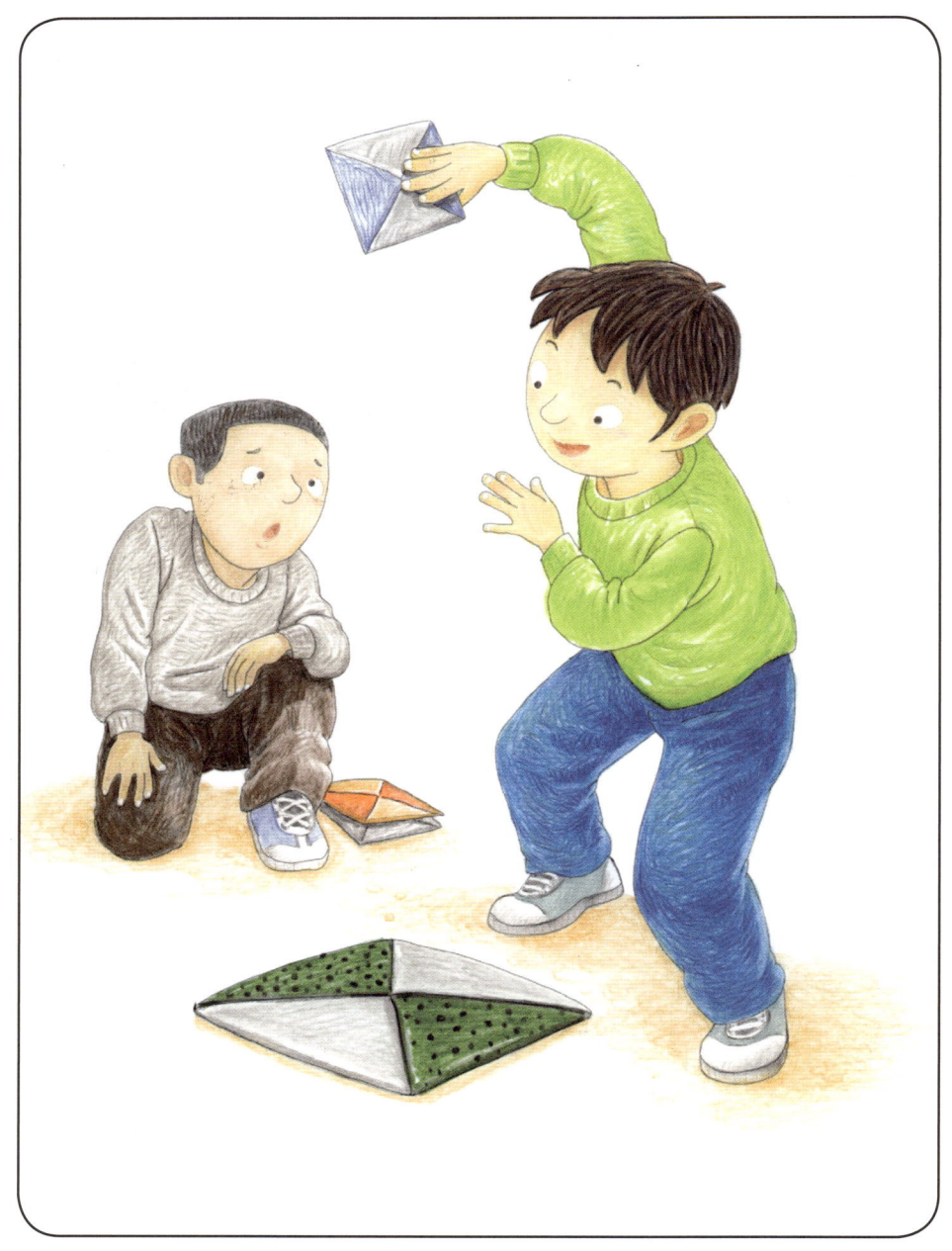

"넘어가라, 넘어가라, 얍!"
딴 아이가 내 딱지를 칠 때마다 신음소리가 새어 나왔지요.
빵빵했던 호주머니는 헐렁해지고 딱지는 자꾸 훌러덩 넘어가고….
딱지가 홀딱 넘어가면 나도 따라 넘어갈 것만 같았어요.

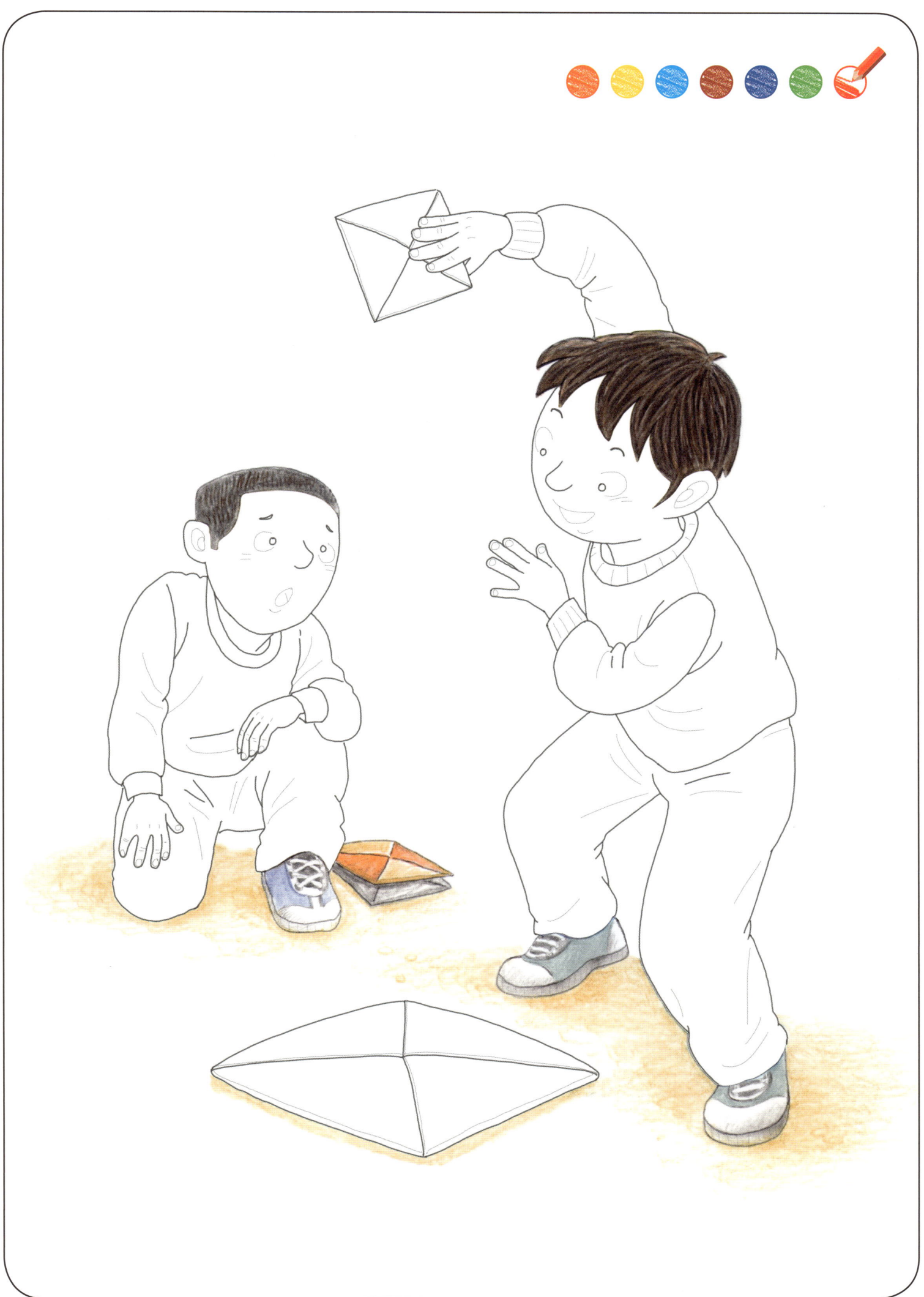

아카시아 잎점

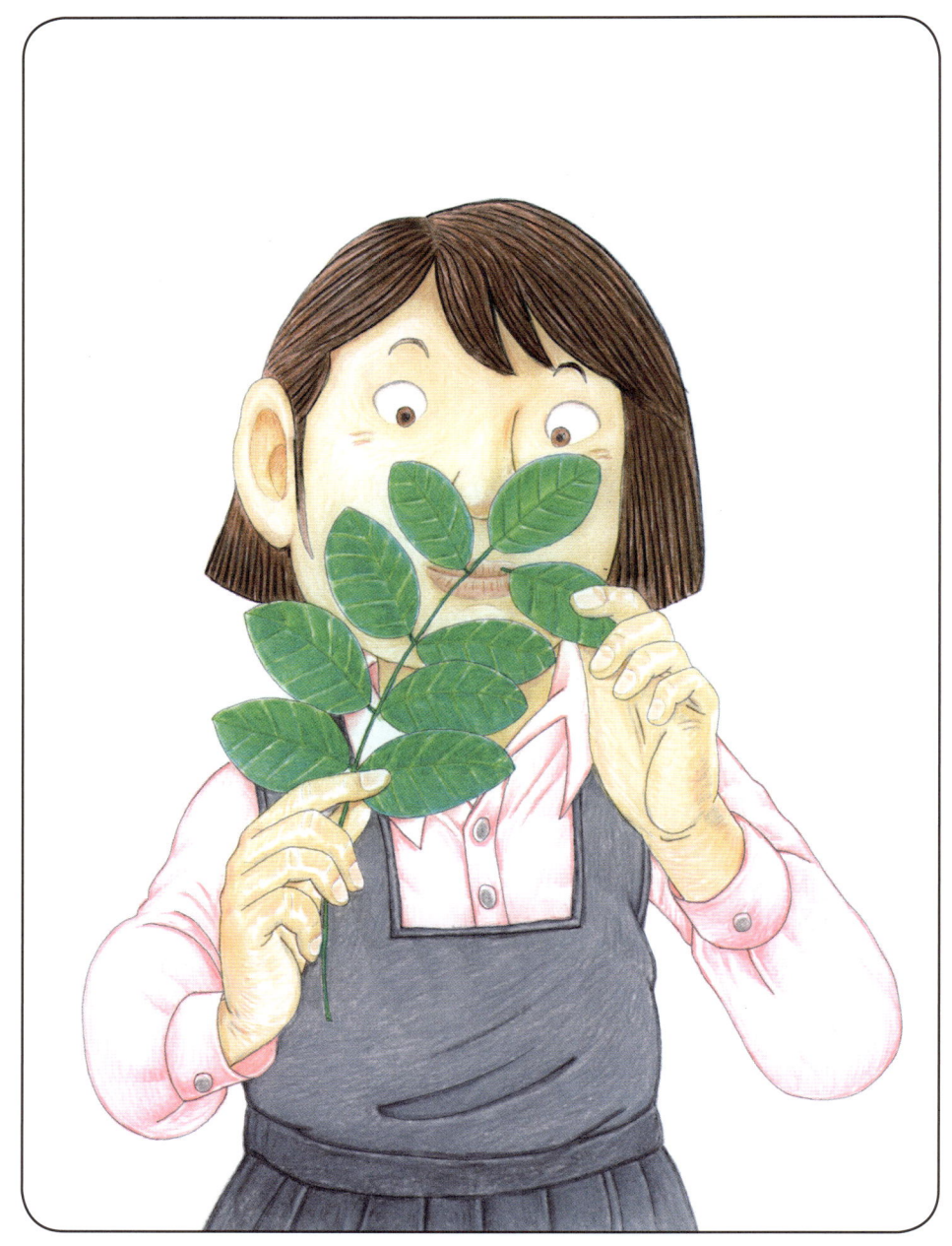

"좋아한다 싫어한다, 좋아한다 싫어한….."
한 장 한 장 아카시아 잎을 떼는 손길이 조심스러웠어요.
남은 잎이 세 장이면 괜스레 피식 웃음이 났지요.
"좋아한다, 싫어한다, 좋아한다!" 답은 사실 정해져 있었지요.

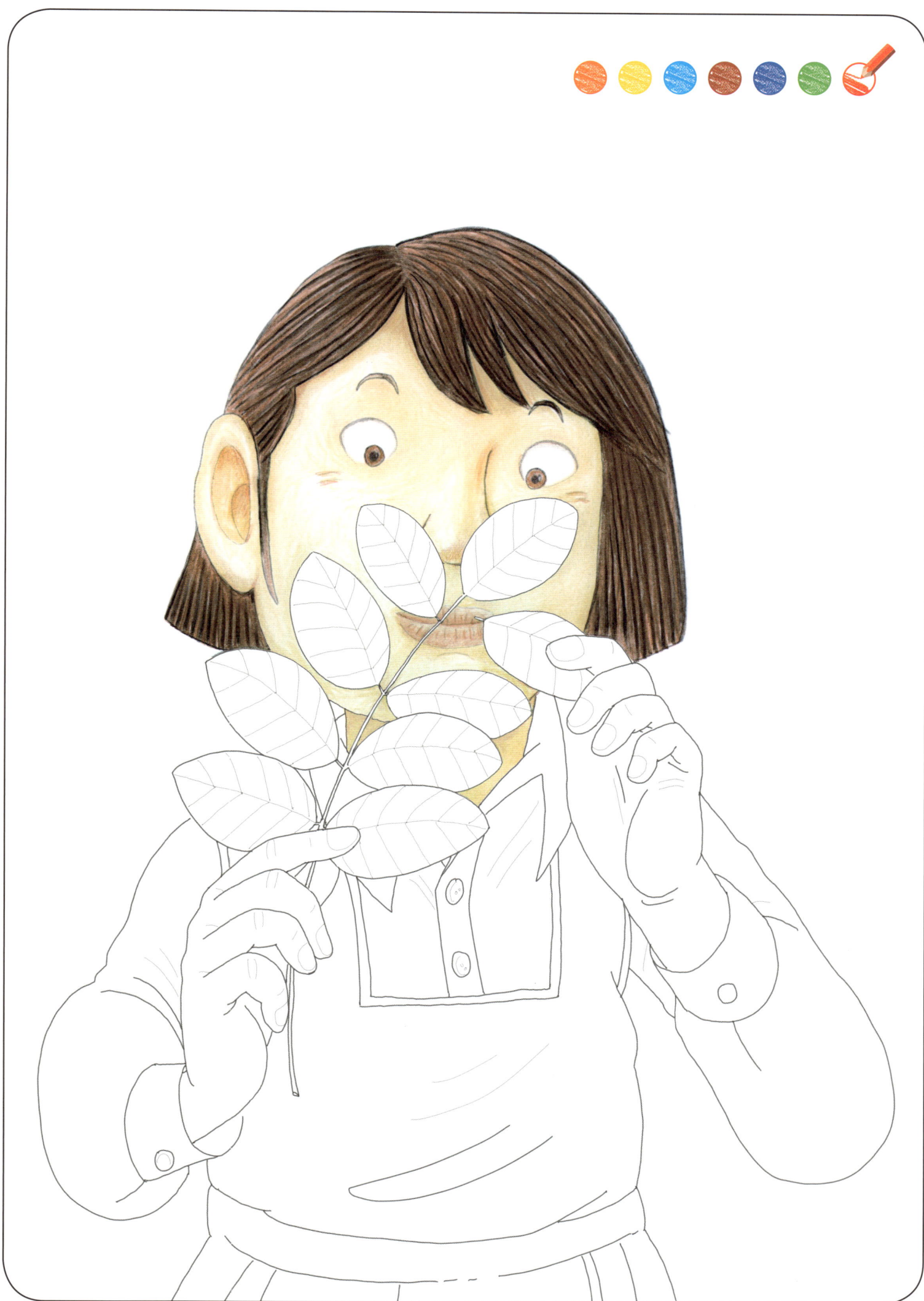

고무줄 뛰기

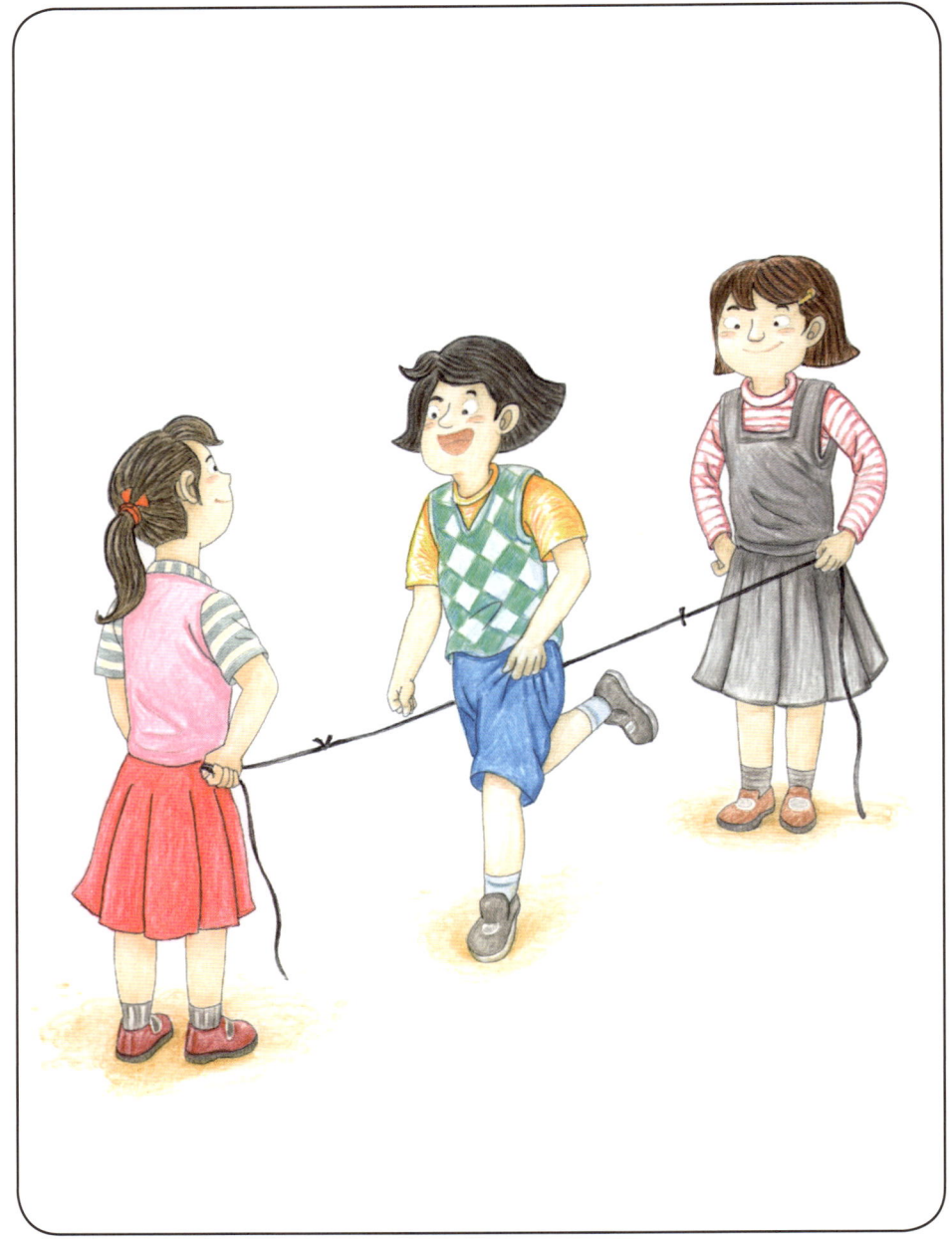

"꼬마야 꼬마야 뒤를 돌아라, 돌아서 돌아서 잘 가거라."
노래가 한 곡 끝나면 고무줄은 발목에서 무릎으로 올라갔어요.
"장난감 기차 칙칙 떠나간다. 과자와 사탕을 싣고서…."
힘든 줄도 모르고, 날 저무는 줄도 모르고 뛰었던 고무줄.

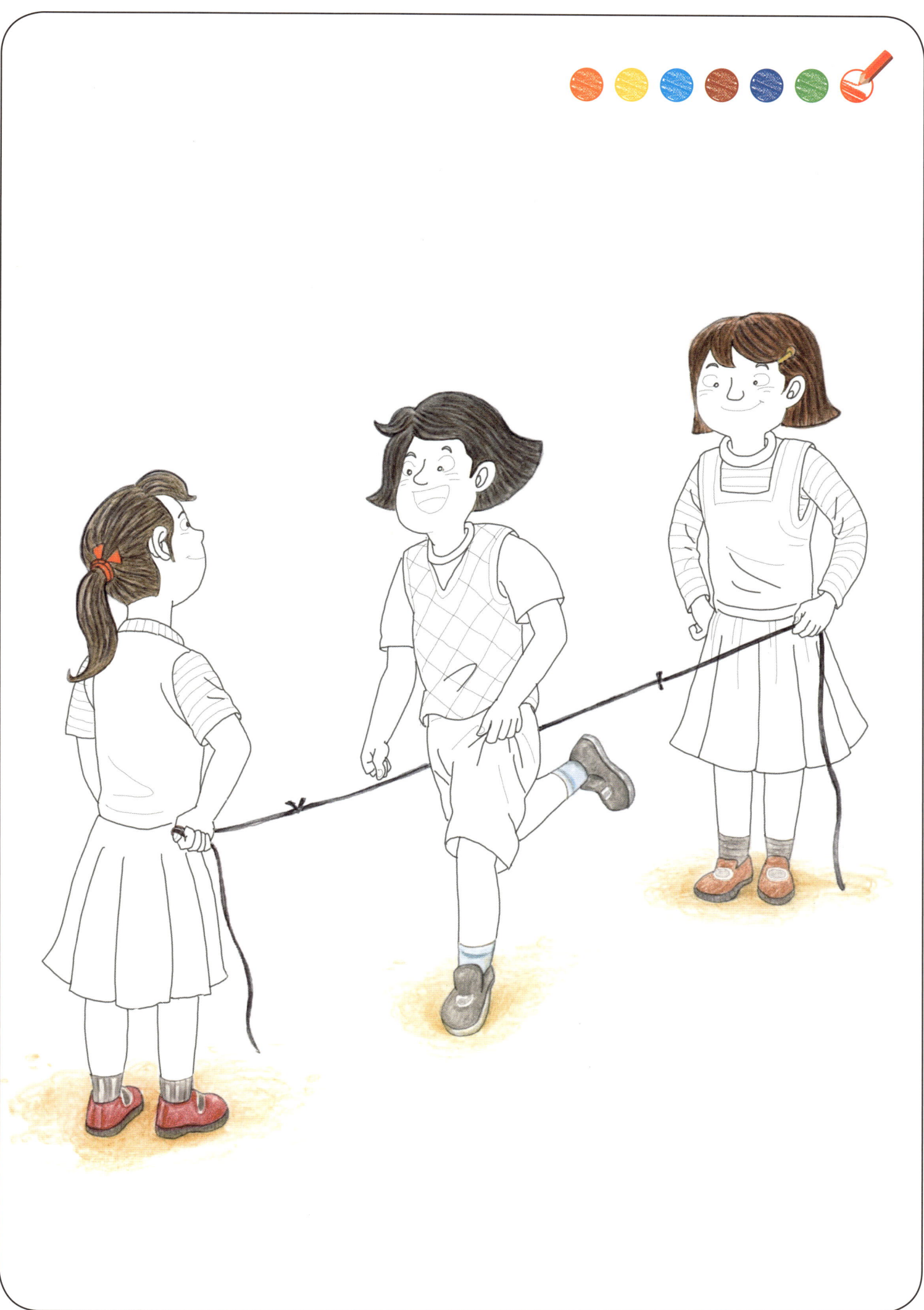

말뚝박기

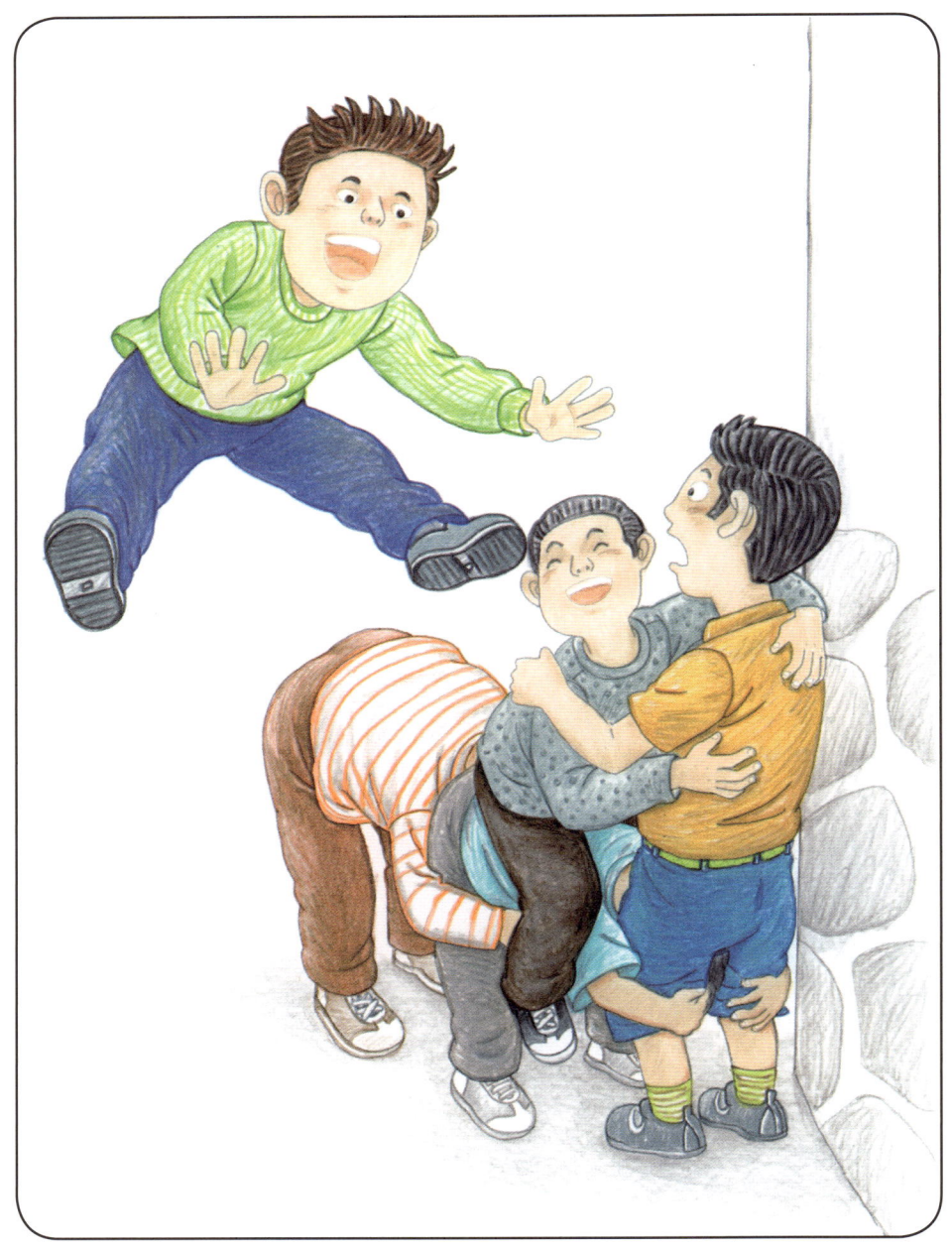

'다다다다다다 팍, 쿵!'
남의 엉덩이 밑으로 고개를 처박고 견뎌야 했던 적들의 공격!
흙을 차고 달리는 발소리가 땅을 울리면, 아이들의 신음에
응원하듯 울리는 기운찬 함성! "가위바위보!"

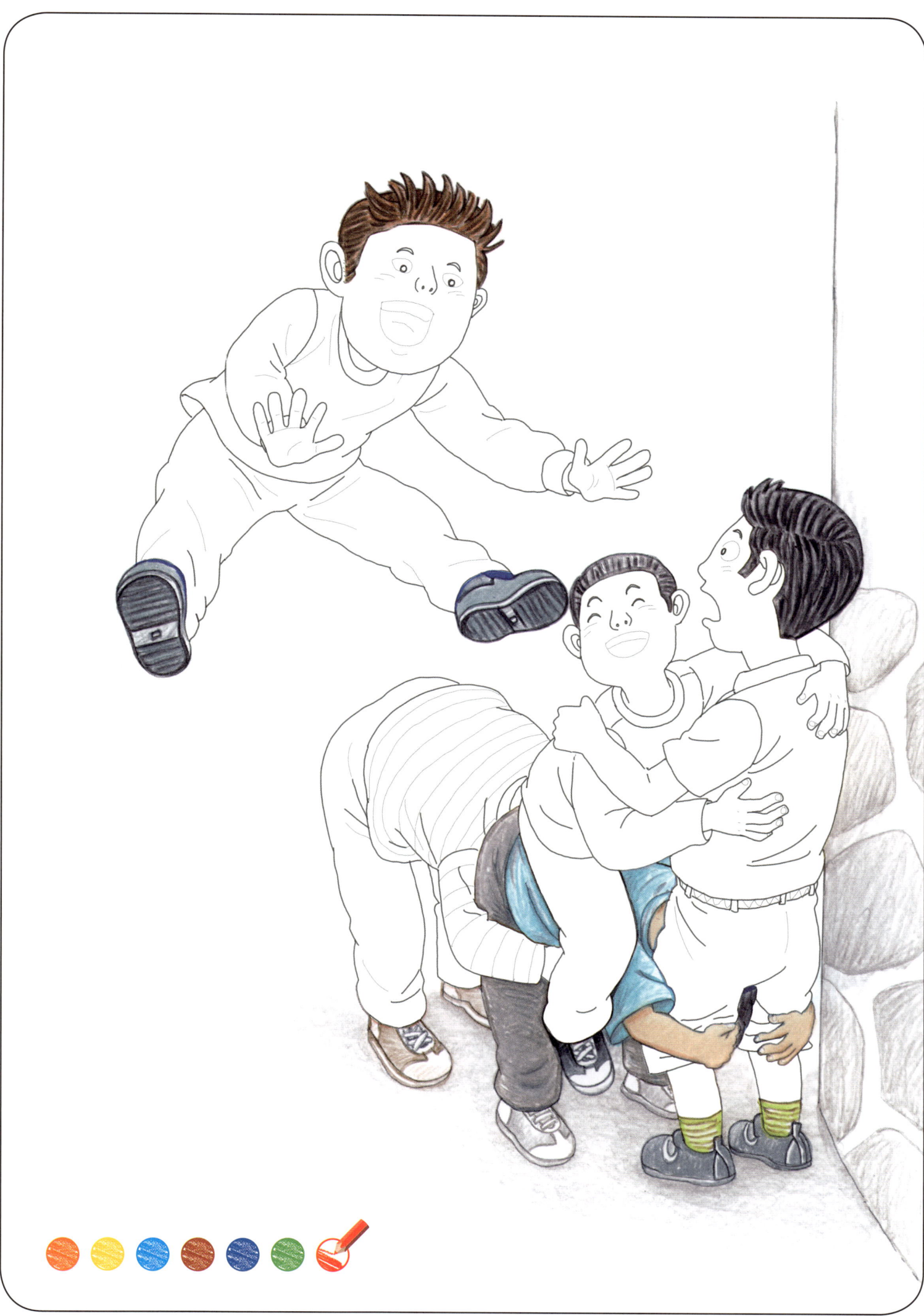

가위바위보

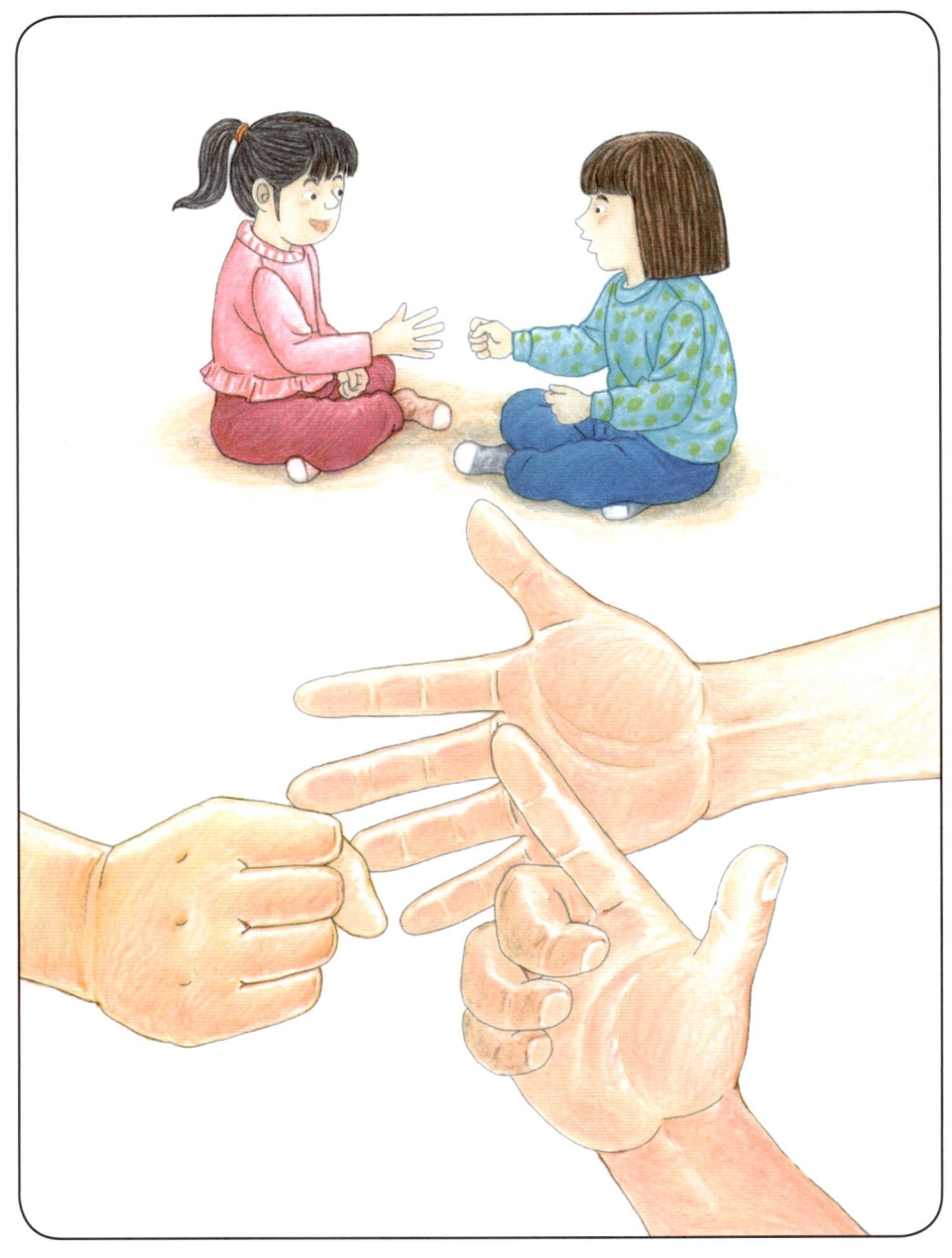

"감자에 싹이 나서 잎이 나서 묵찌빠!"
묵은 바위, 찌는 가위, 빠는 보! 묵찌빠는 가위바위보를
부르는 주문이지요. 묵찌빠를 외치면, 감자에 싹이 나고 잎이 나듯이
"찌찌묵!" "묵묵빠!" "빠빠찌!" 가위바위보가 꼬리를 물었어요.

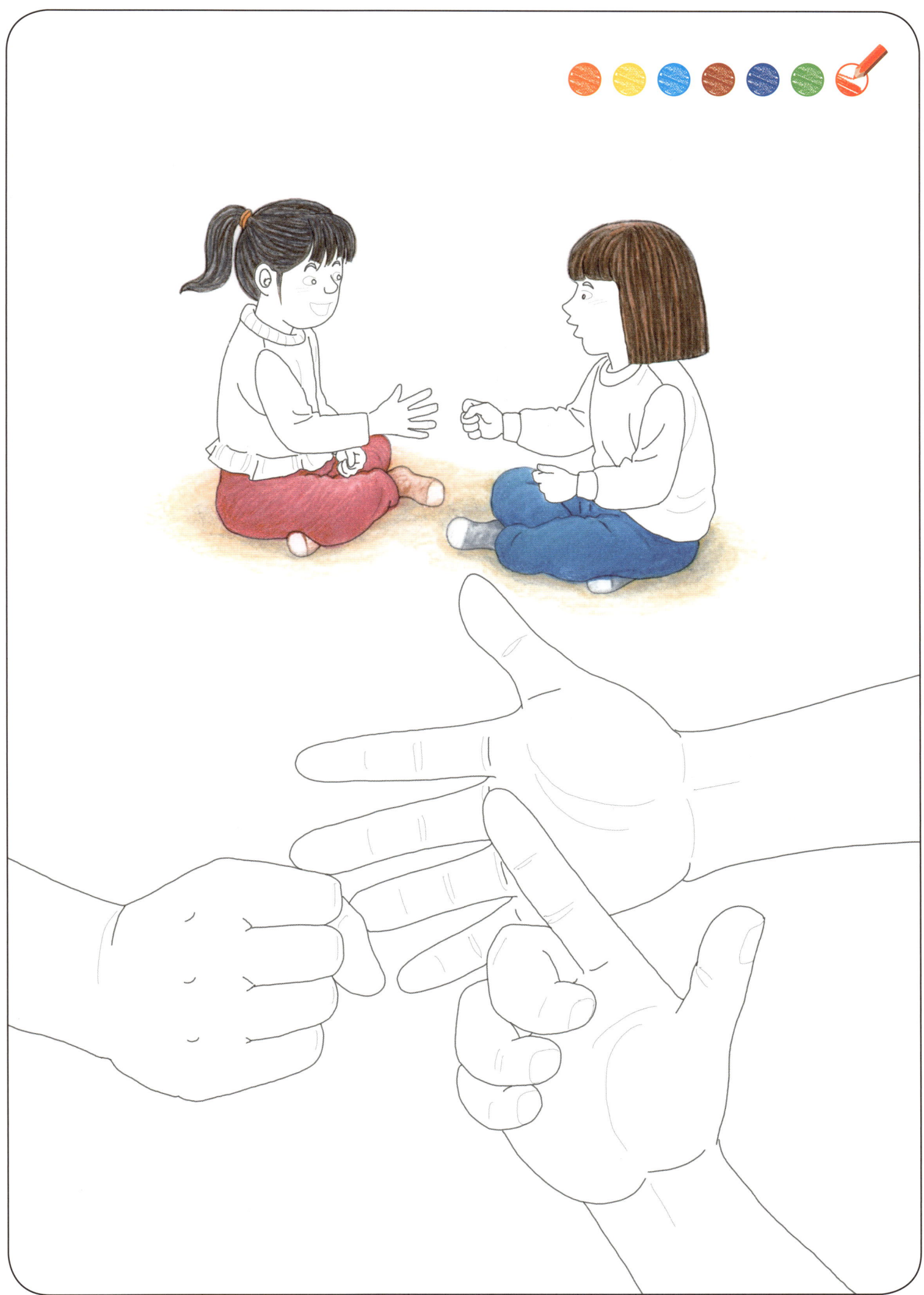

구슬치기

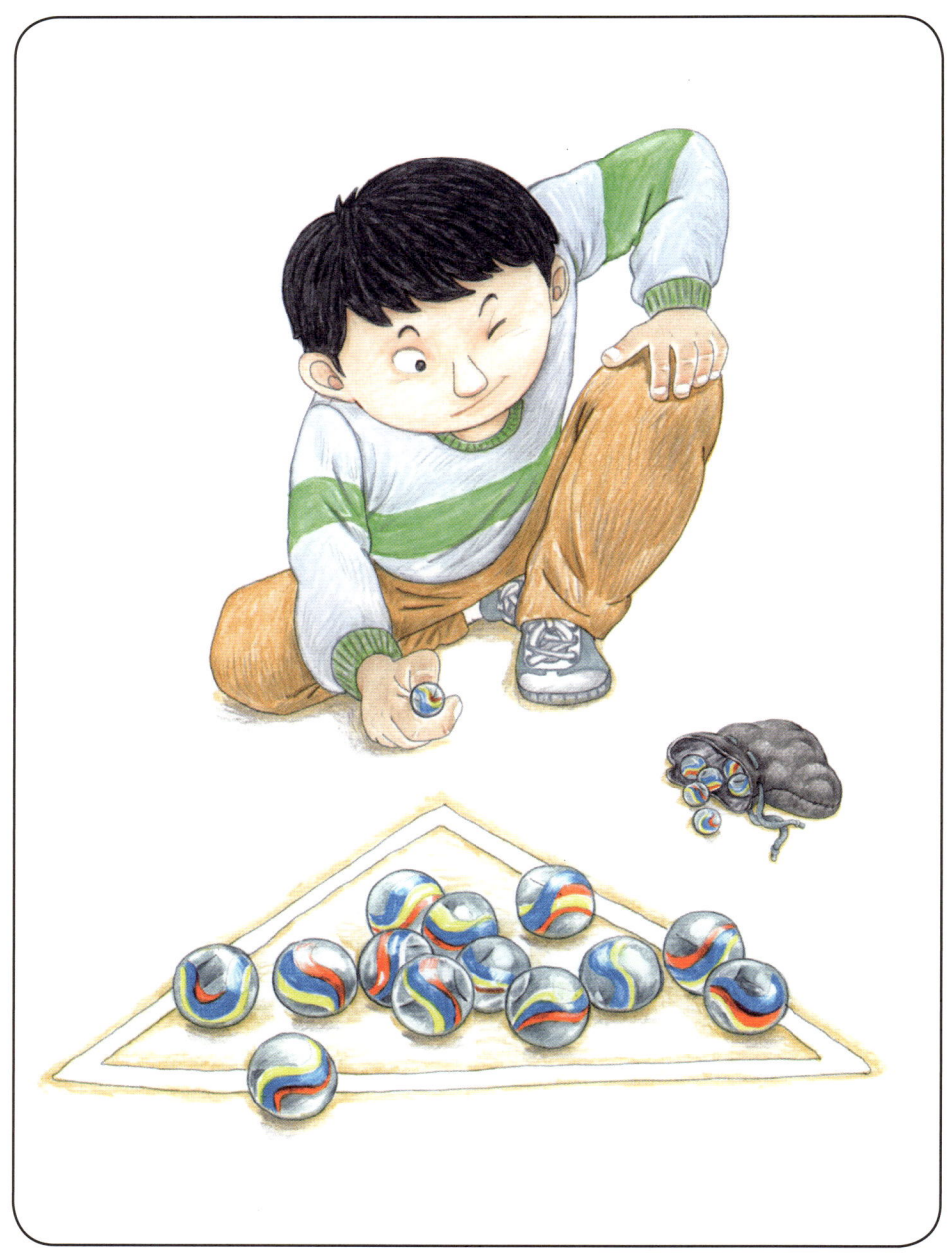

"찰랑찰랑찰랑! 촤라락촤라락!"
불룩한 주머니에서 나는 구슬 소리는 구슬의 영롱한 빛깔만큼이나 가슴을 뛰게 했어요. 두근두근두근, 리듬을 타듯 내 손을 떠난 구슬이 삼각형 안의 구슬 군단을 칠 때의 짜릿함이란!

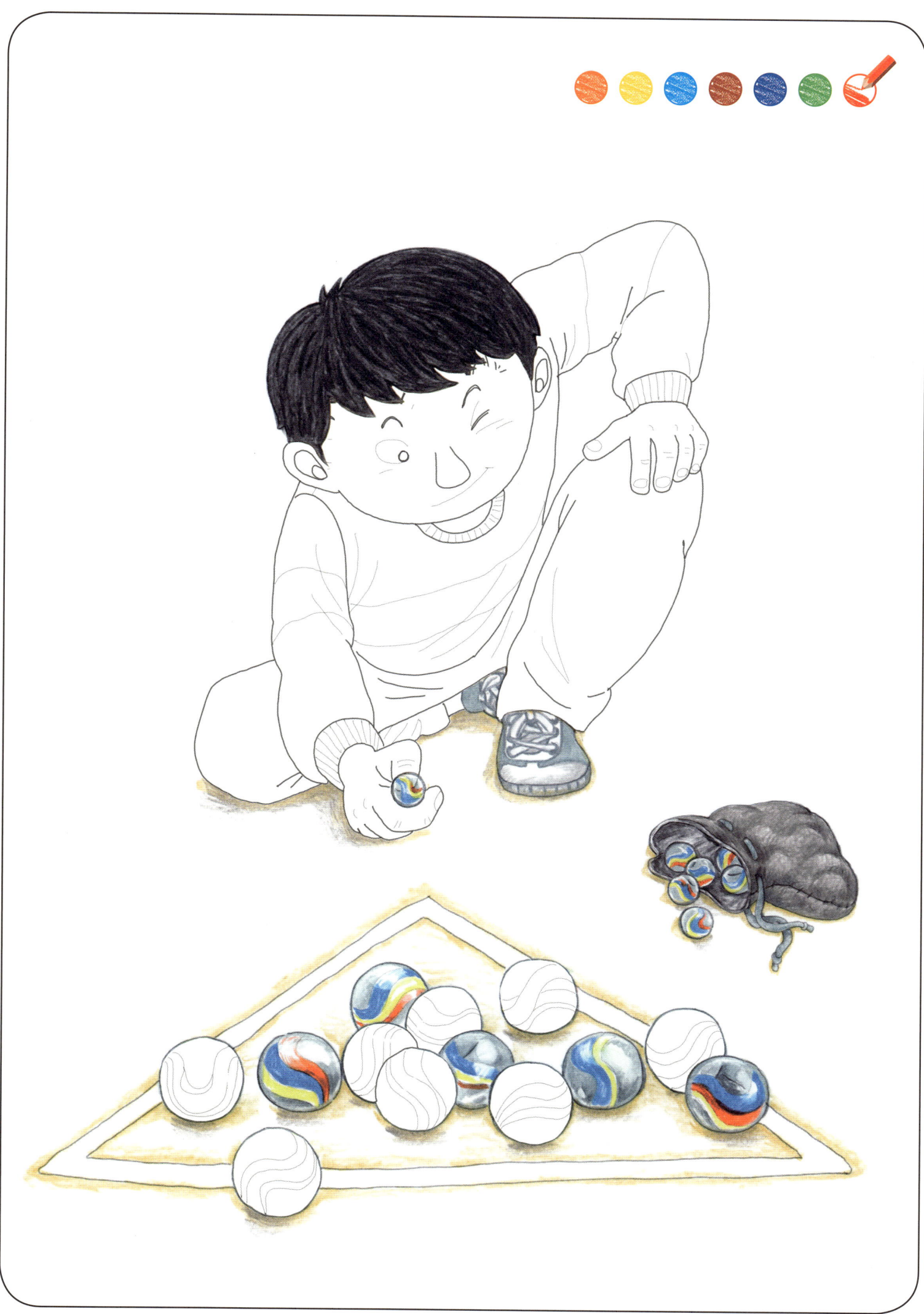

무궁화 꽃이 피었습니다

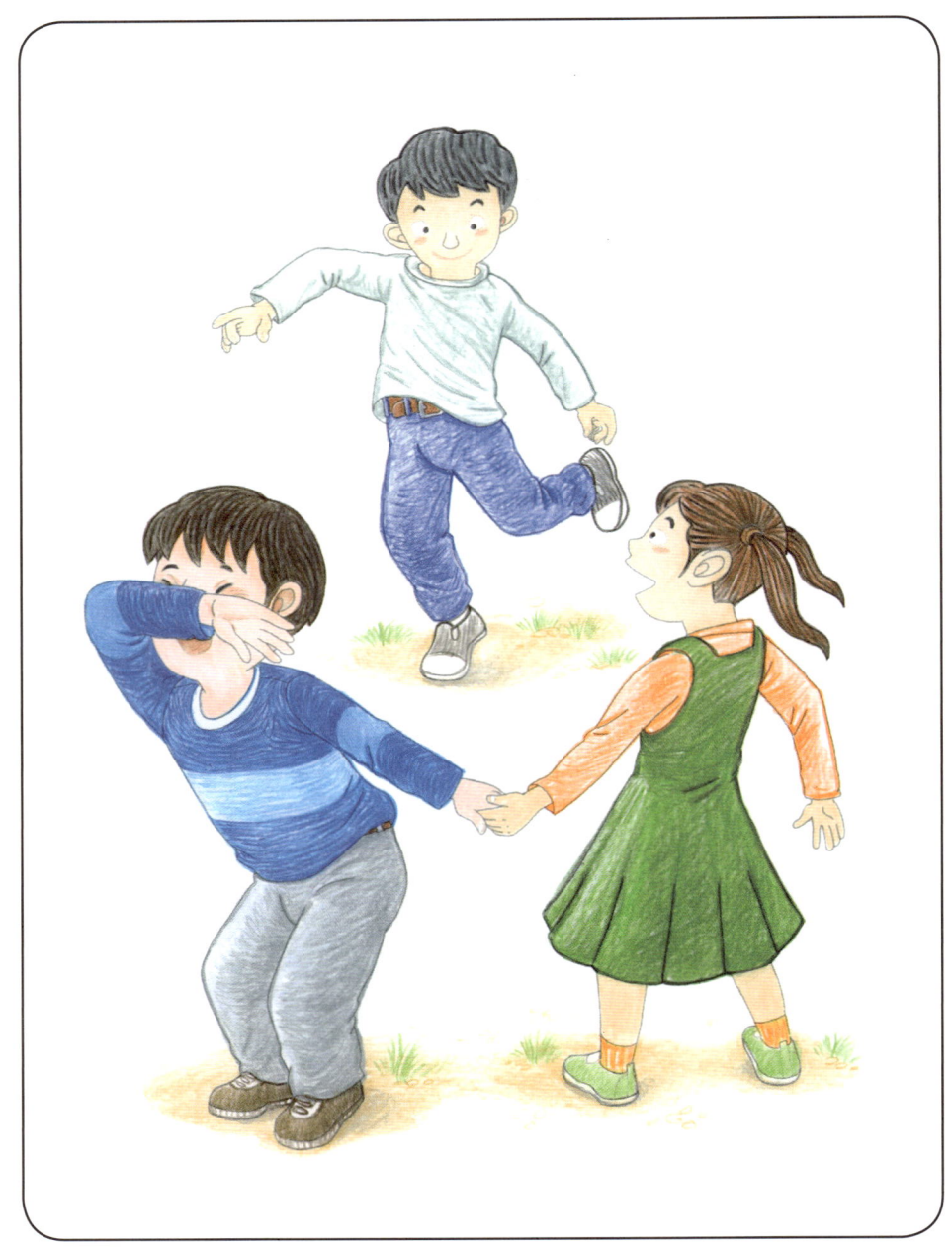

술래가 돌아보는 순간 모든 것이 멈췄어요,
숨소리마저도. 두리번거리는 술래의 잽싼 눈길을 피해
'휴' 숨을 내쉬면, 벼락같이 날아드는 호통!
"철수, 너 나와! 어깨 움직였어!"

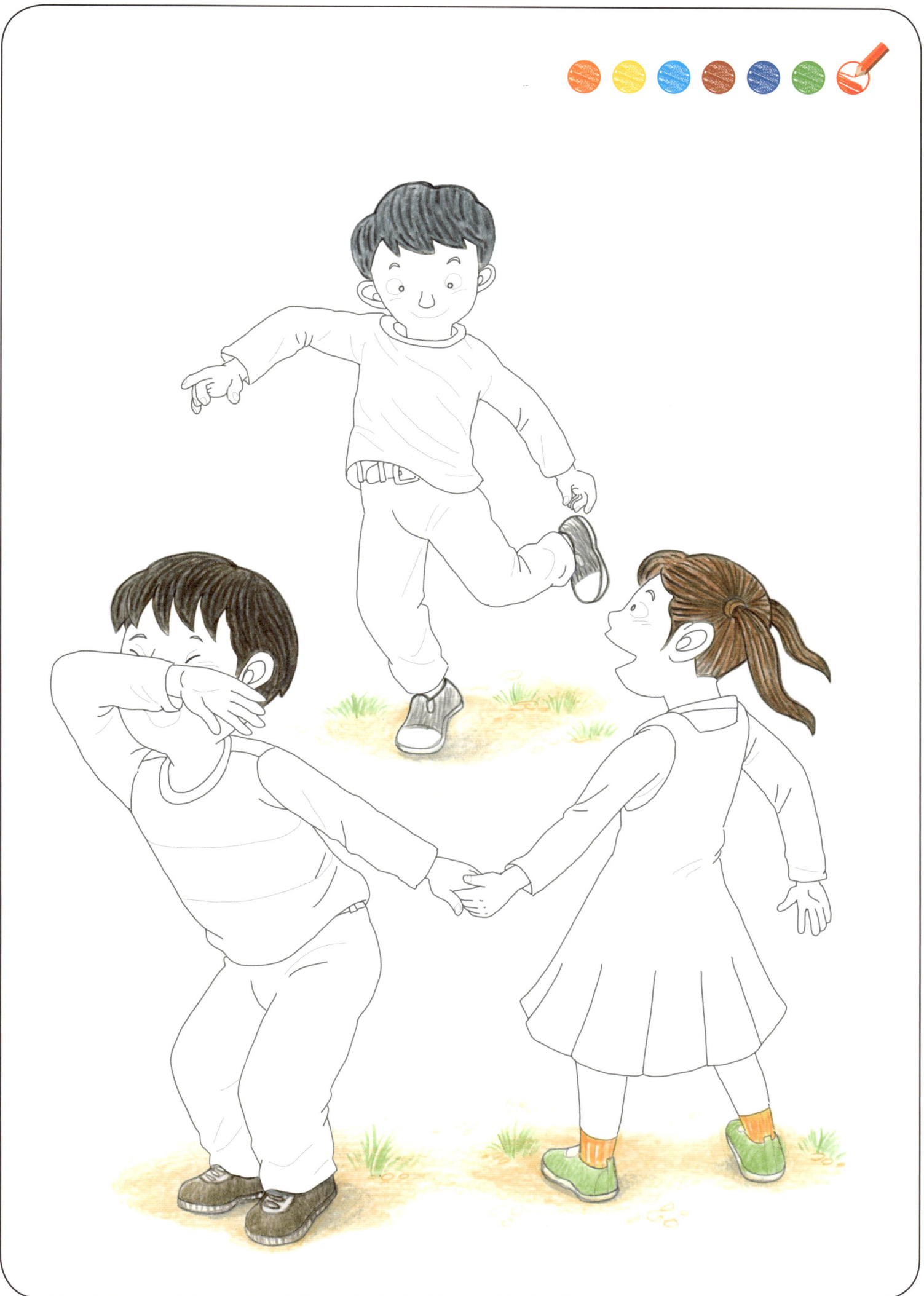

팽이 돌리기

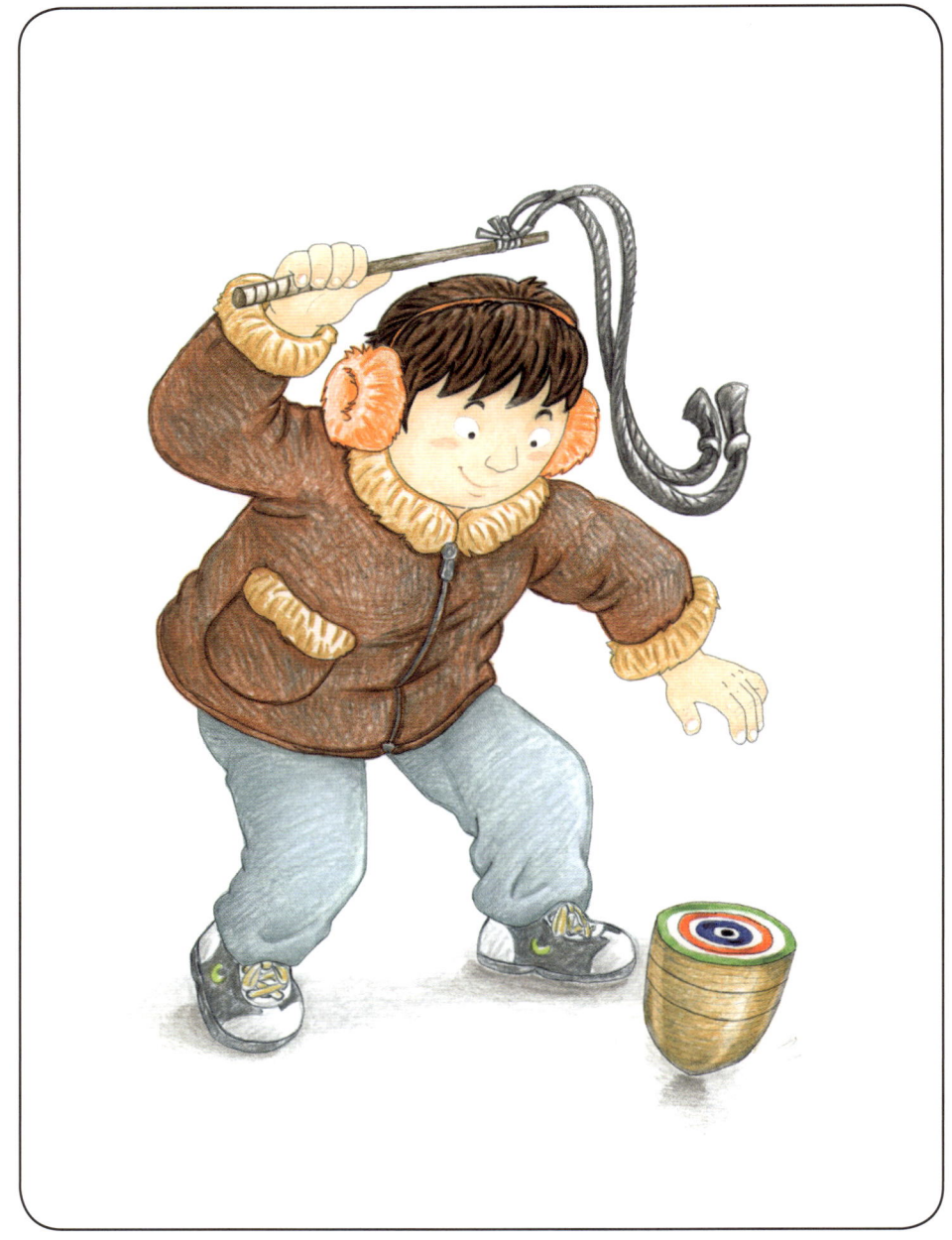

겨울이면 나무토막을 구해다 한쪽 끝을 뾰족하게 깎았지요.
"하나, 둘, 셋! 간다, 슝!"
노끈을 친친 감아서 높이 들었다가 힘껏 던지면,
얼음판 위로 날아가듯 떨어져 뱅그르르 힘차게 도는 팽이!

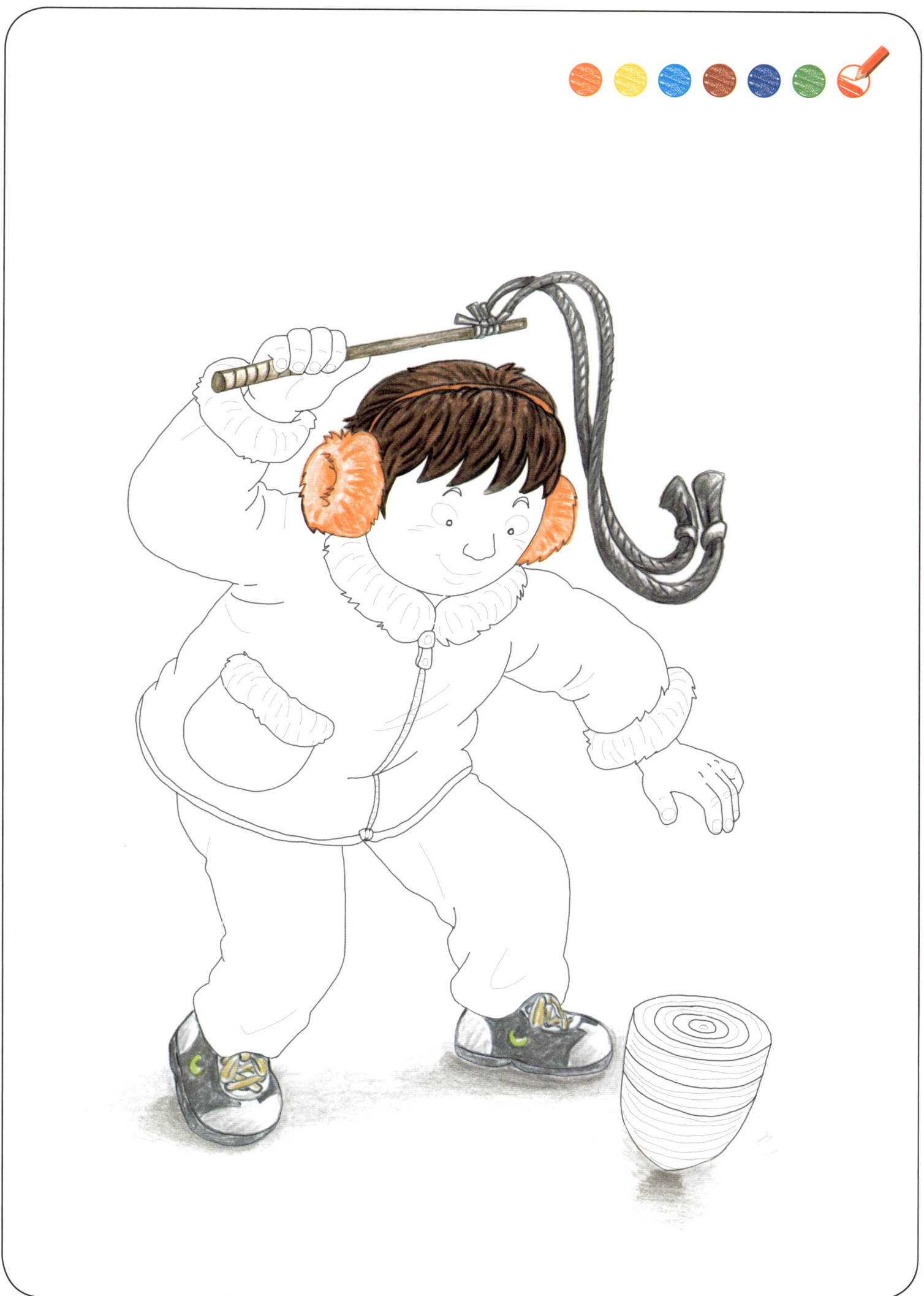

쌀보리

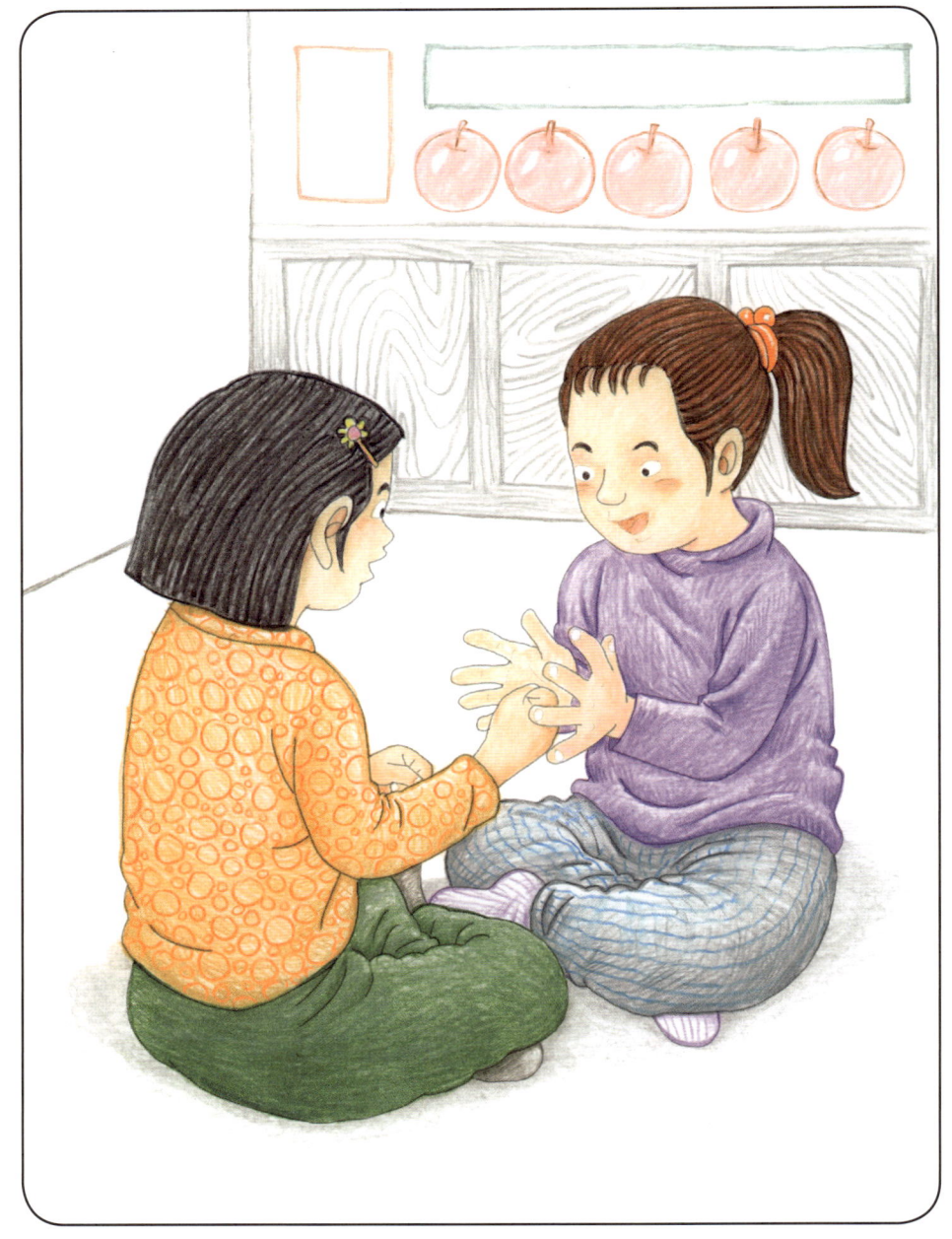

"쌀! 보리~ 보리~ 보리~ 쌀!"
손을 활짝 펴서 모아 만든 친구의 손장갑! "쌀!"을 외치며
주먹을 냅다 던져 넣어도, 친구는 번번이 '보리'만 잡아 댔어요.
우리는 한참을 "쌀!" "보리!"로 아우성을 쳤지요.

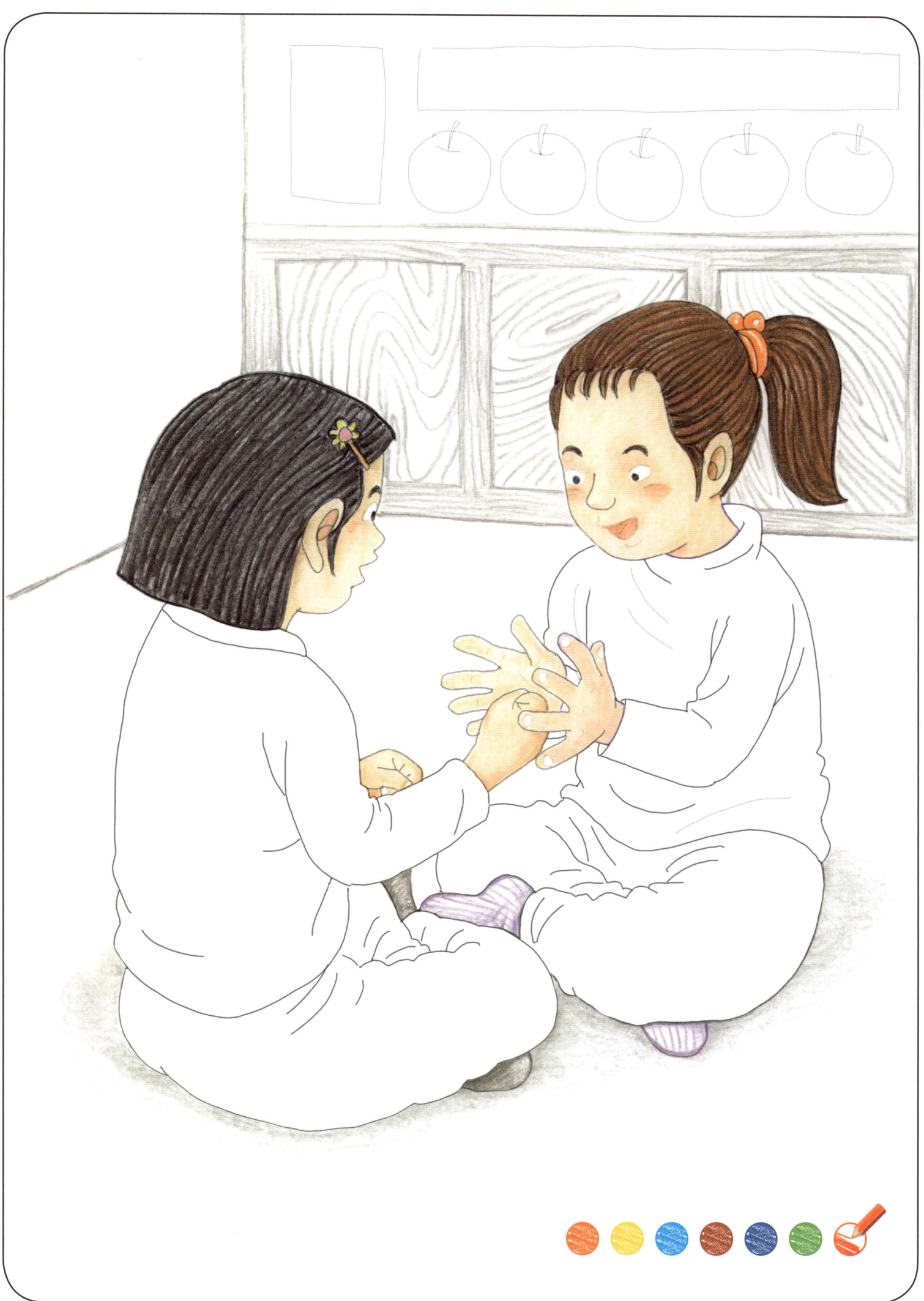

술래잡기

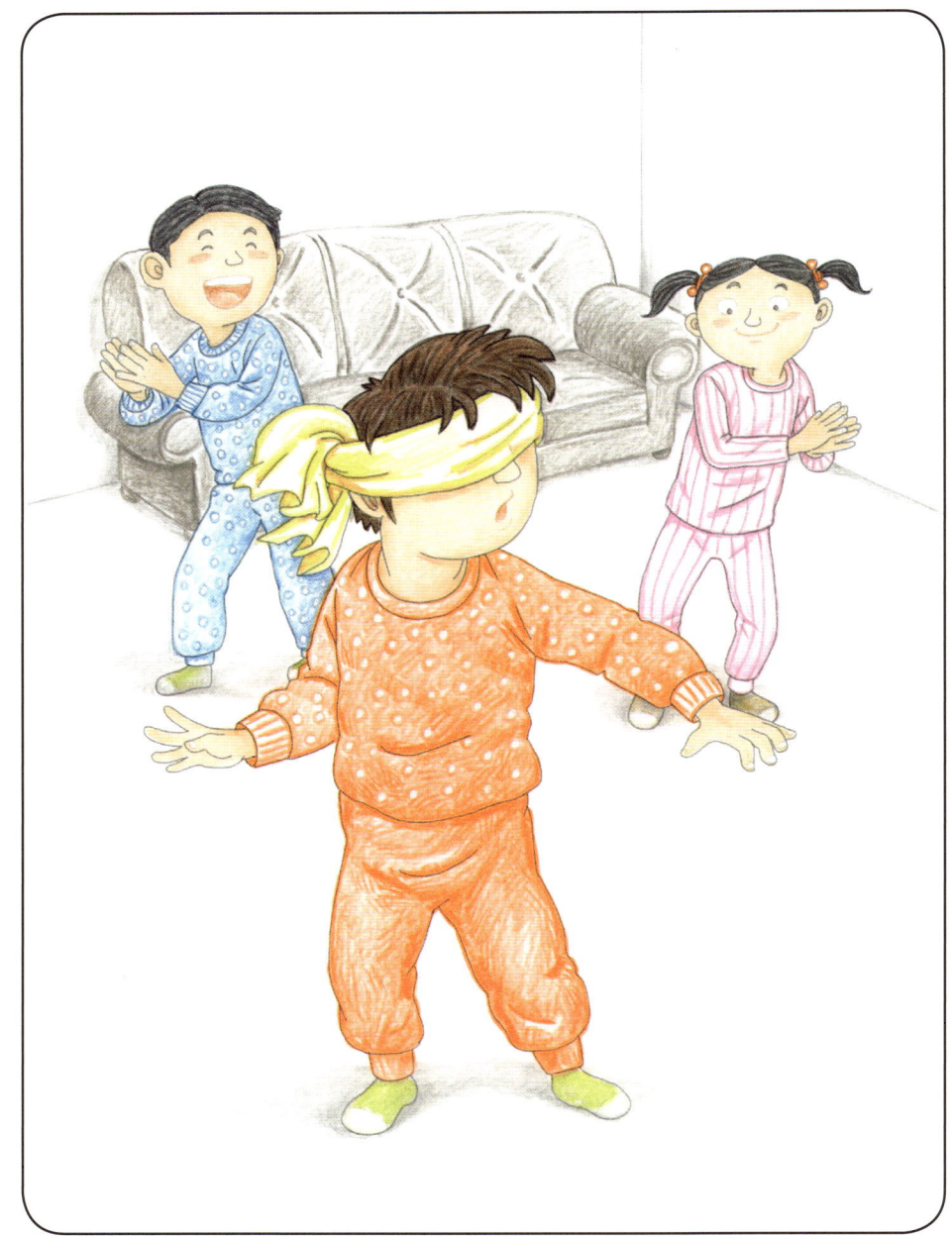

"나 여깄어, 여기! 여기라고!"
'짝짝짝짝' 손뼉을 치면서 일부러 약을 올리고 달아나면,
술래가 두 팔을 버둥거리며 엉거주춤 따라왔지요.
깜깜한 밤에 손전등 하나 없이 도둑 잡으러 다니는 경찰처럼….

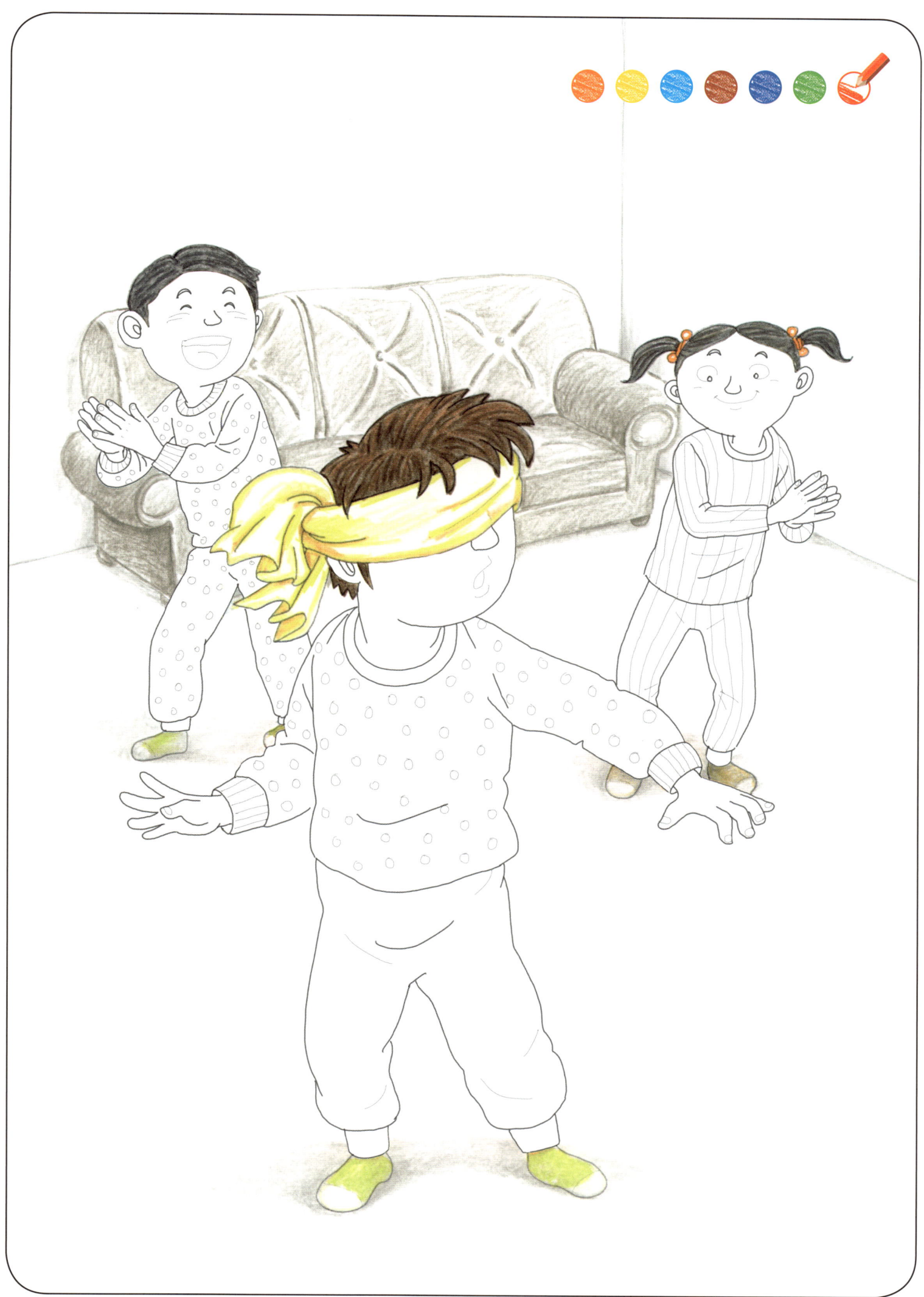

대문 놀이

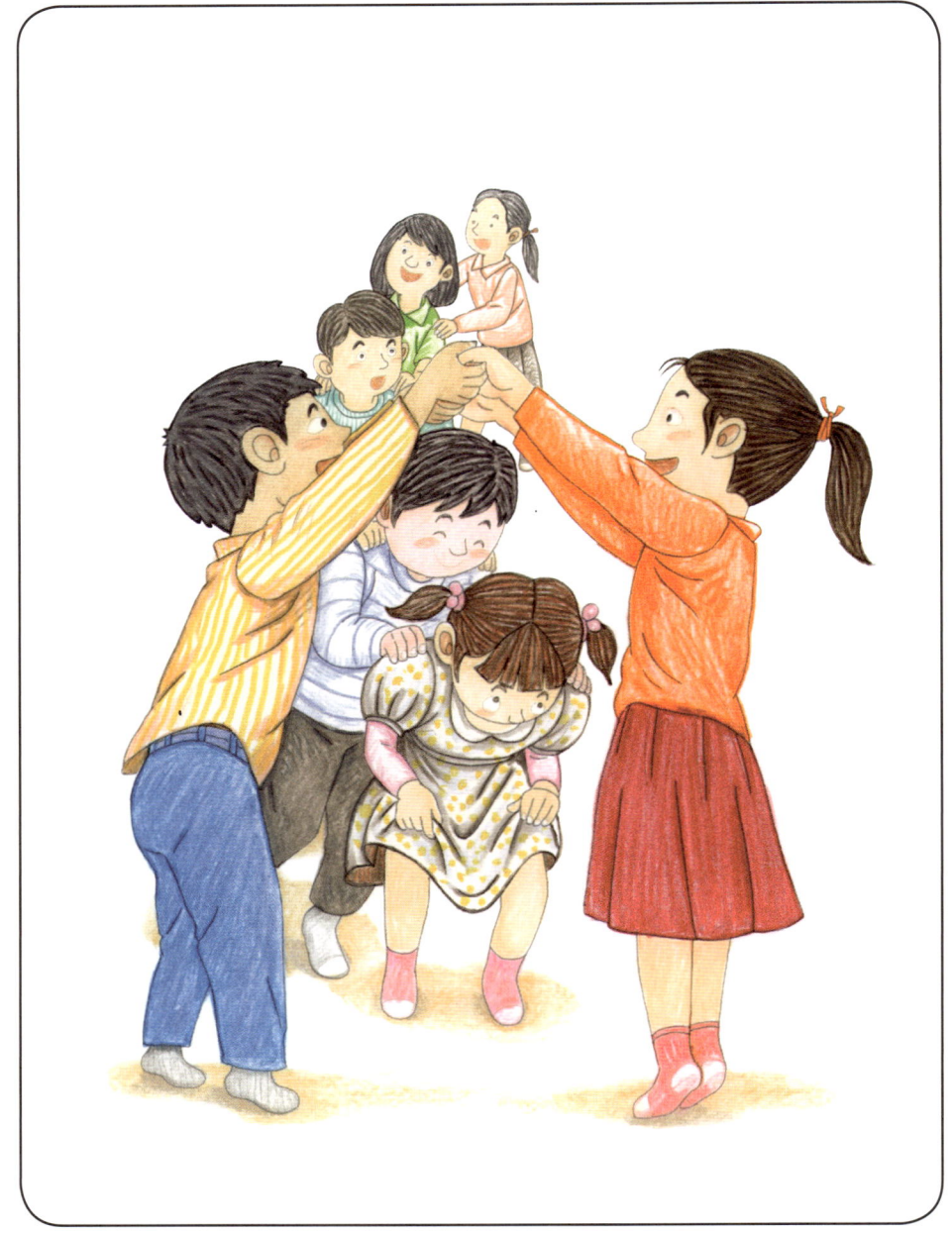

"동동 동대문을 열어라, 남남 남대문을 열어라.
열두 시가 되면은 문을 닫는다!"
어깨를 잡고 한 줄로 차례차례 달리던 기차가
문 닫을 시간이 가까워지면 덜컹덜커덩 충돌이 났지요.

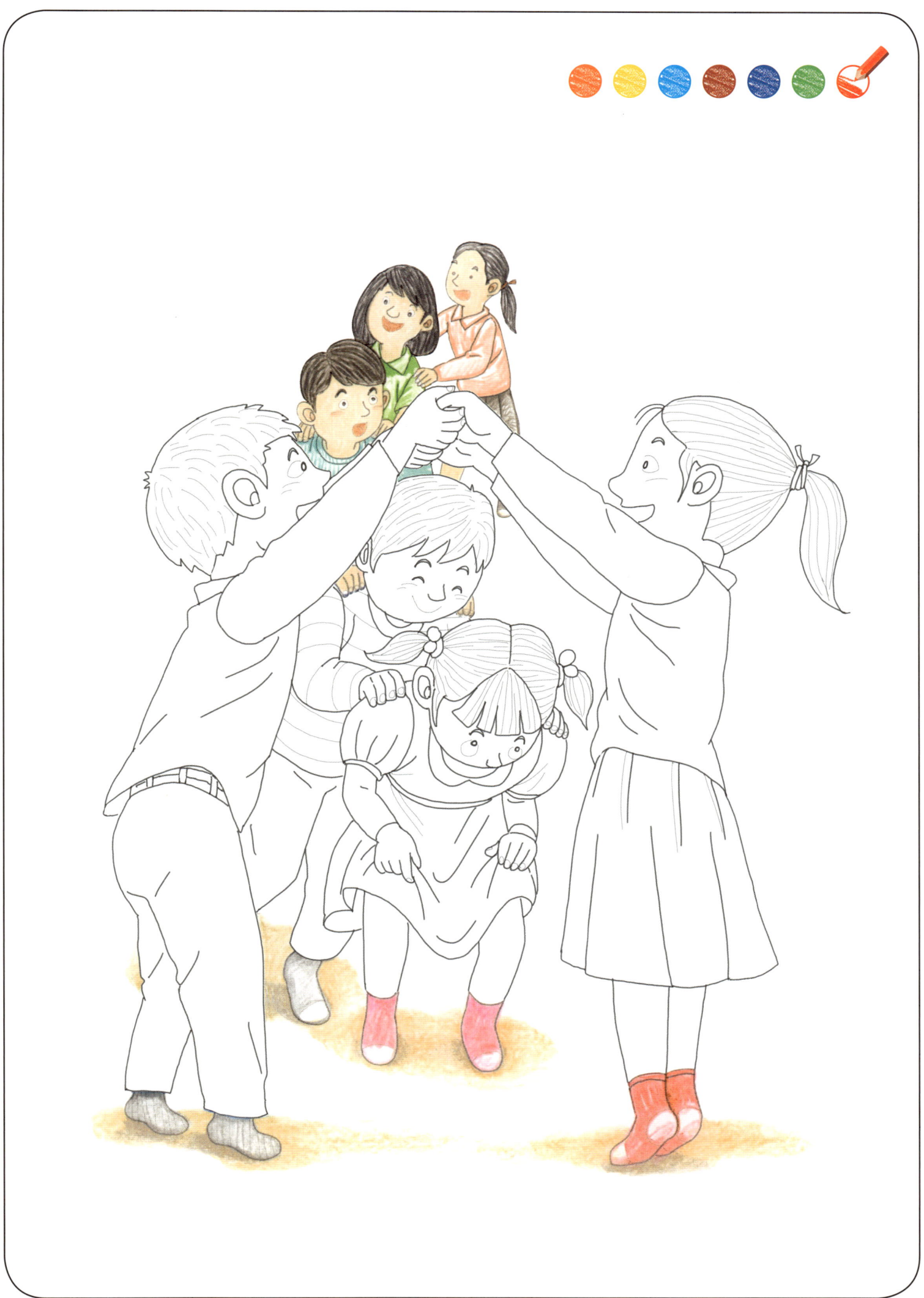

손손손 놀이

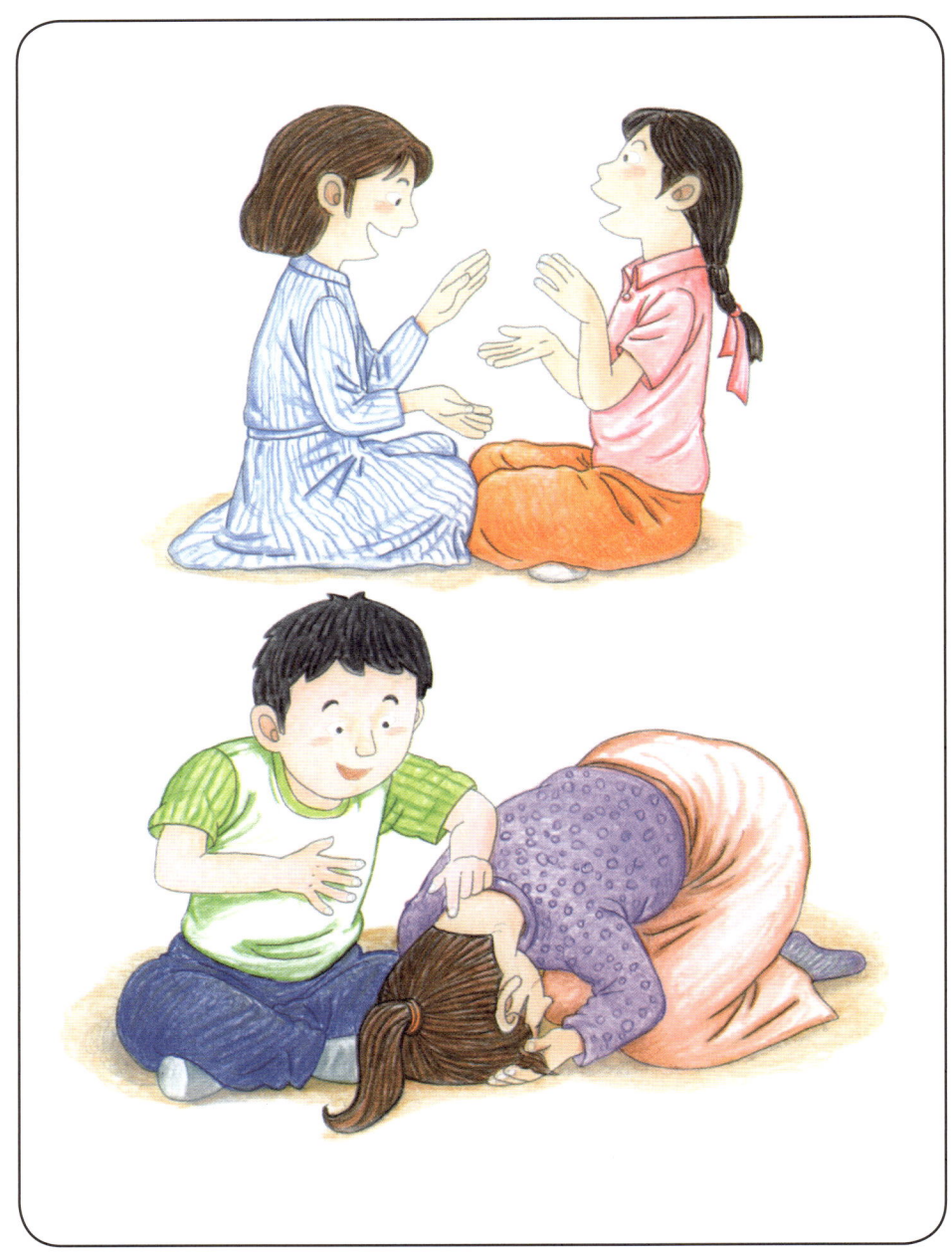

"아침 바람 찬바람에 울고 가는 저 기러기.
우리 선생님 계실 적에 엽서 한 장 써 주세요…. 가위바위보!"
손손손 놀이의 백미는 누가 뭐래도 진 사람 목덜미에 점을 찍고
묻는 말이었지요. "어느 손가락이게?"

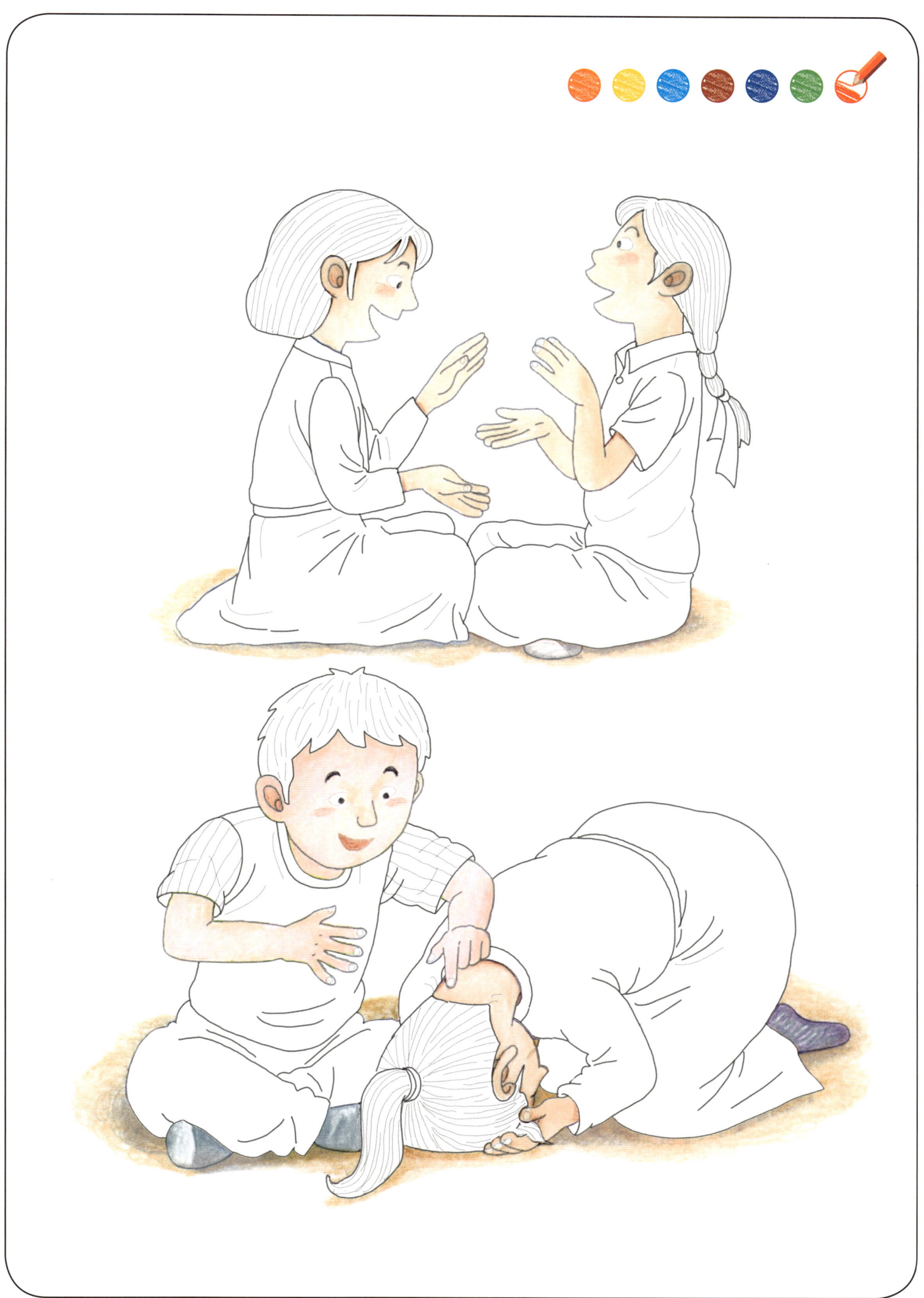

닭싸움

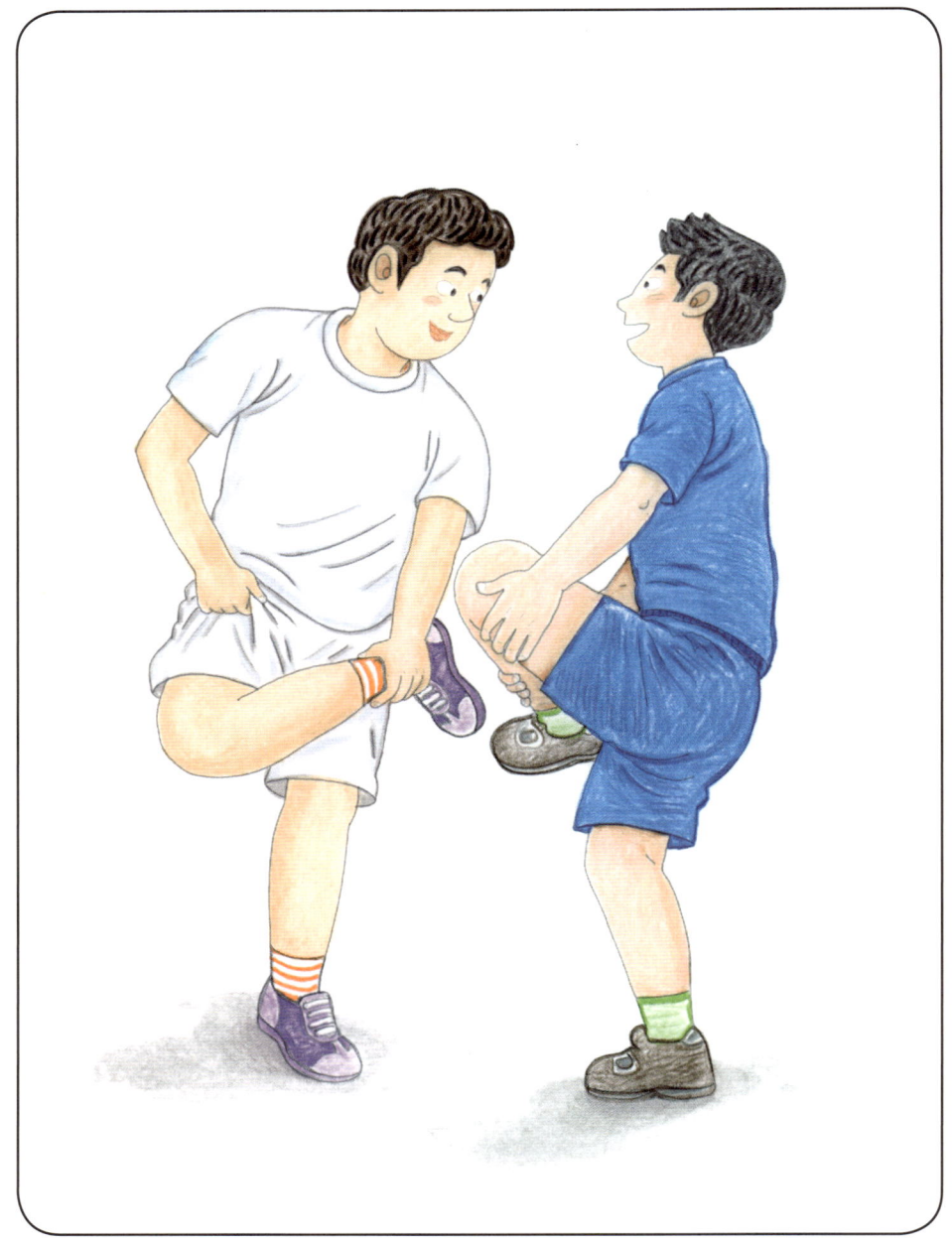

"와~ 넘어뜨려라! 넘어지면 지는 거닷!"
한쪽 다리를 양반다리처럼 꺾어 두 손으로 잡고 서서,
깨금발로 무작정 달려들었지요. 몸을 부딪치고, 어깨로 밀치고,
무릎으로 찍고 떠밀고…. 닭싸움은 그렇게 치열했어요.

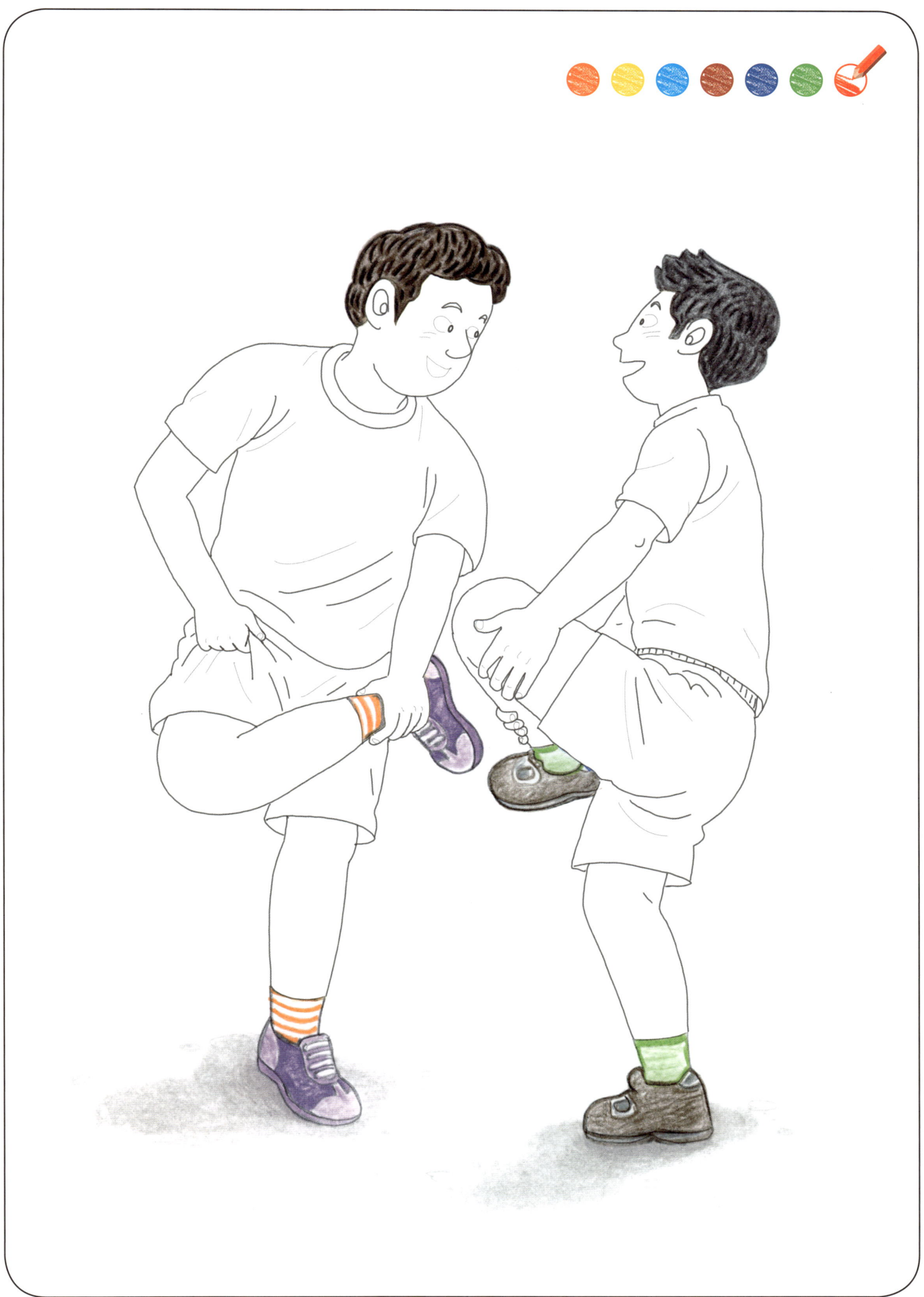

새총 쏘기

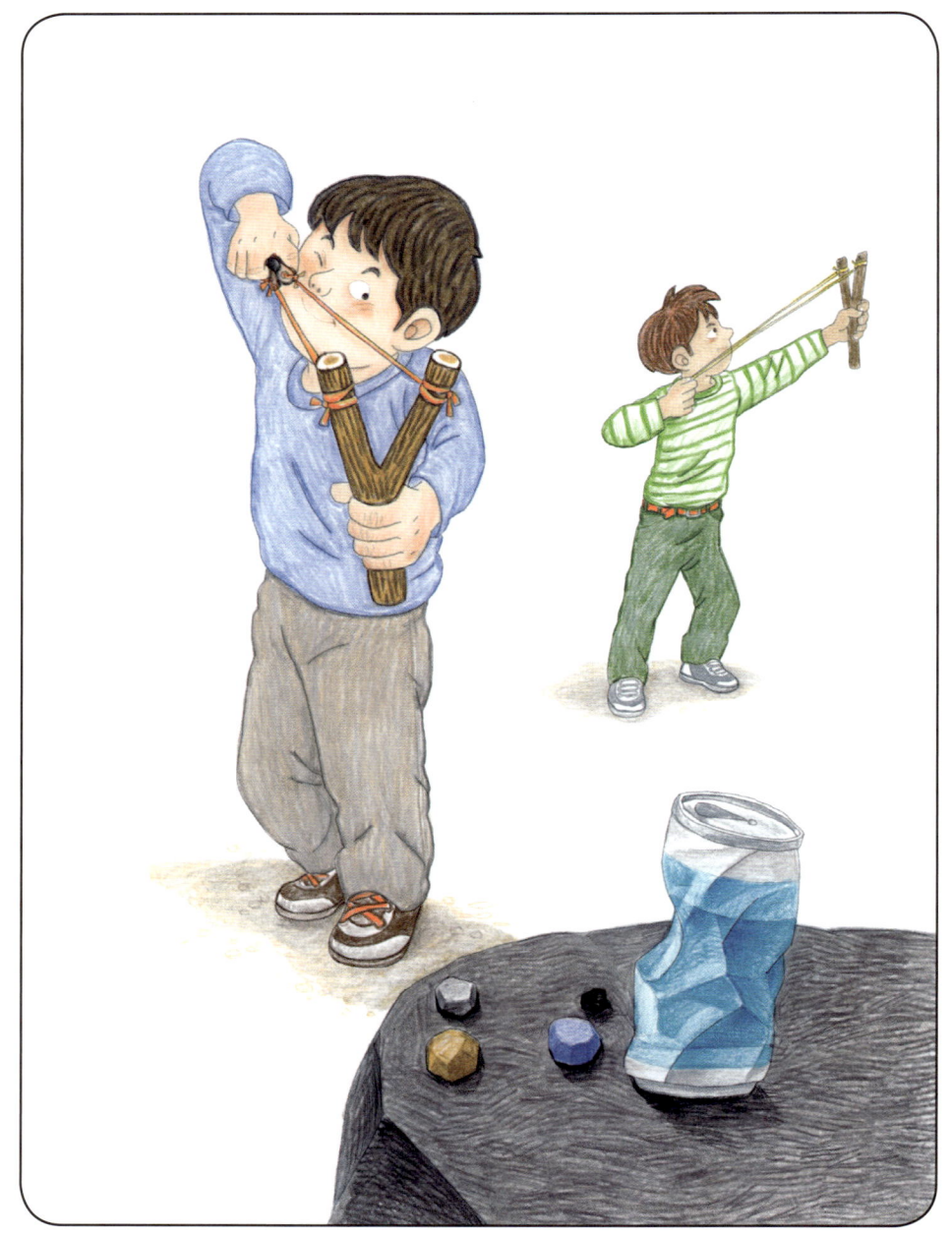

Y자 모양의 나뭇가지에 고무줄을 매어 만든 새총.
빈 깡통이나 지붕 아래 앉은 참새만 보면 줄을 당겼지요.
"적중해라, 적중!" 간절히 빌며 발사하지만 번번이 허탕!
그래도 새총 하나만 가지면 세상을 얻은 것처럼 우쭐했어요.

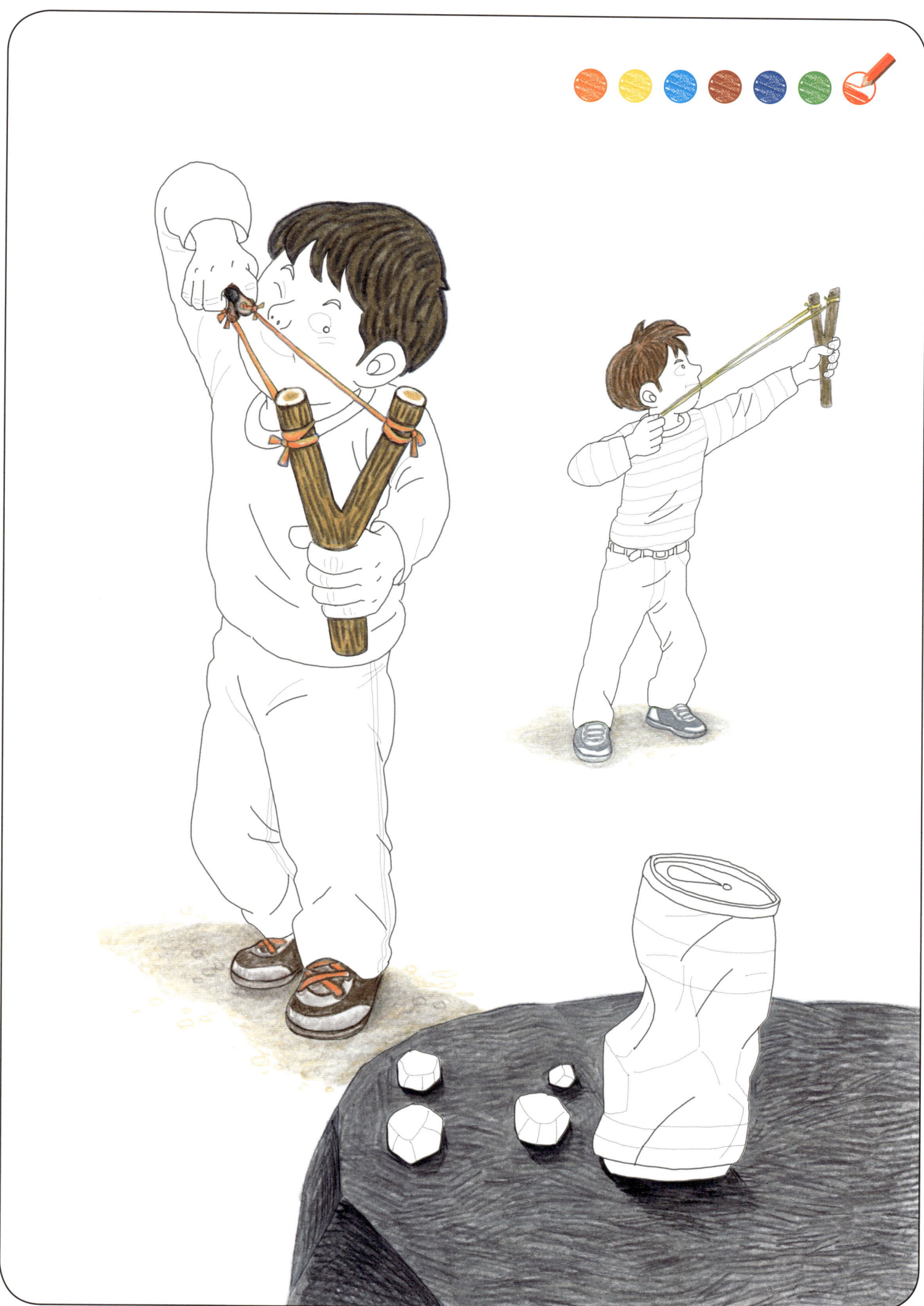

바람개비 날리기

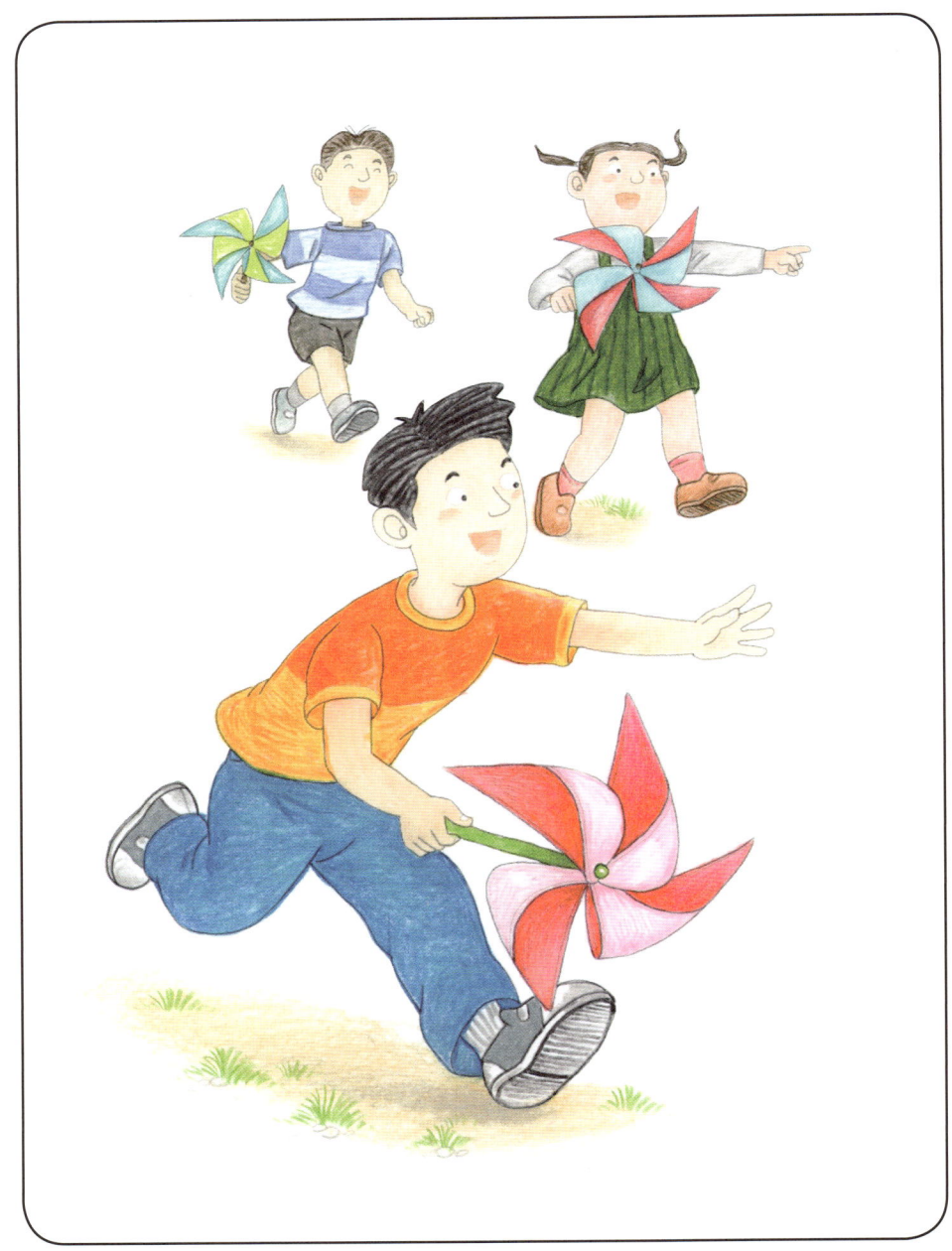

"돌아간다, 쌩쌩 돌아간다!"
종이를 잘라 바람개비를 만들어 주면 아이들은 신이 났어요.
바람만 불면 바람개비는 알아서 잘도 돌았지만,
바람이 없으면 앞으로 쭉 내밀고 힘껏 달려야 했지요.

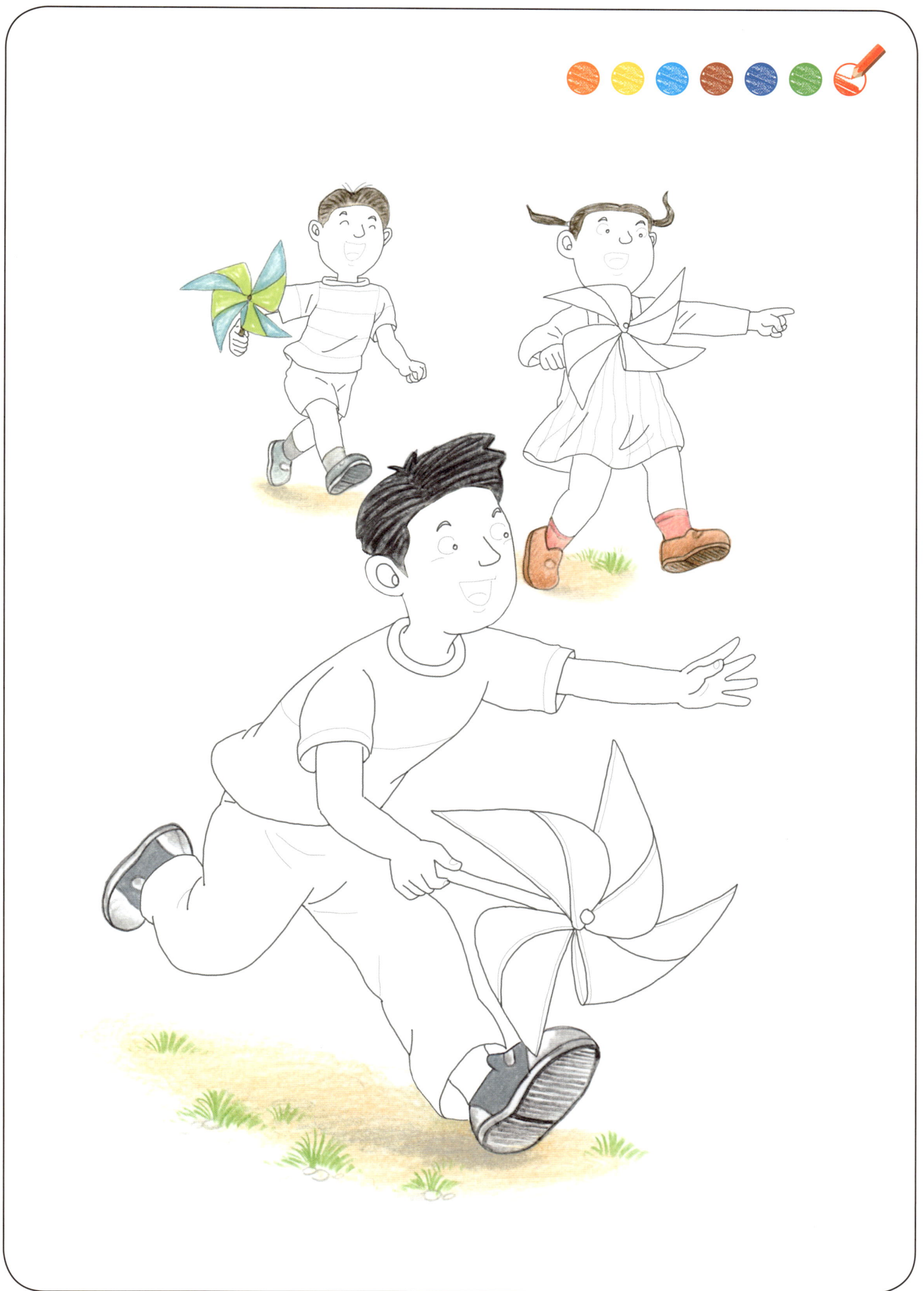

물수제비뜨기

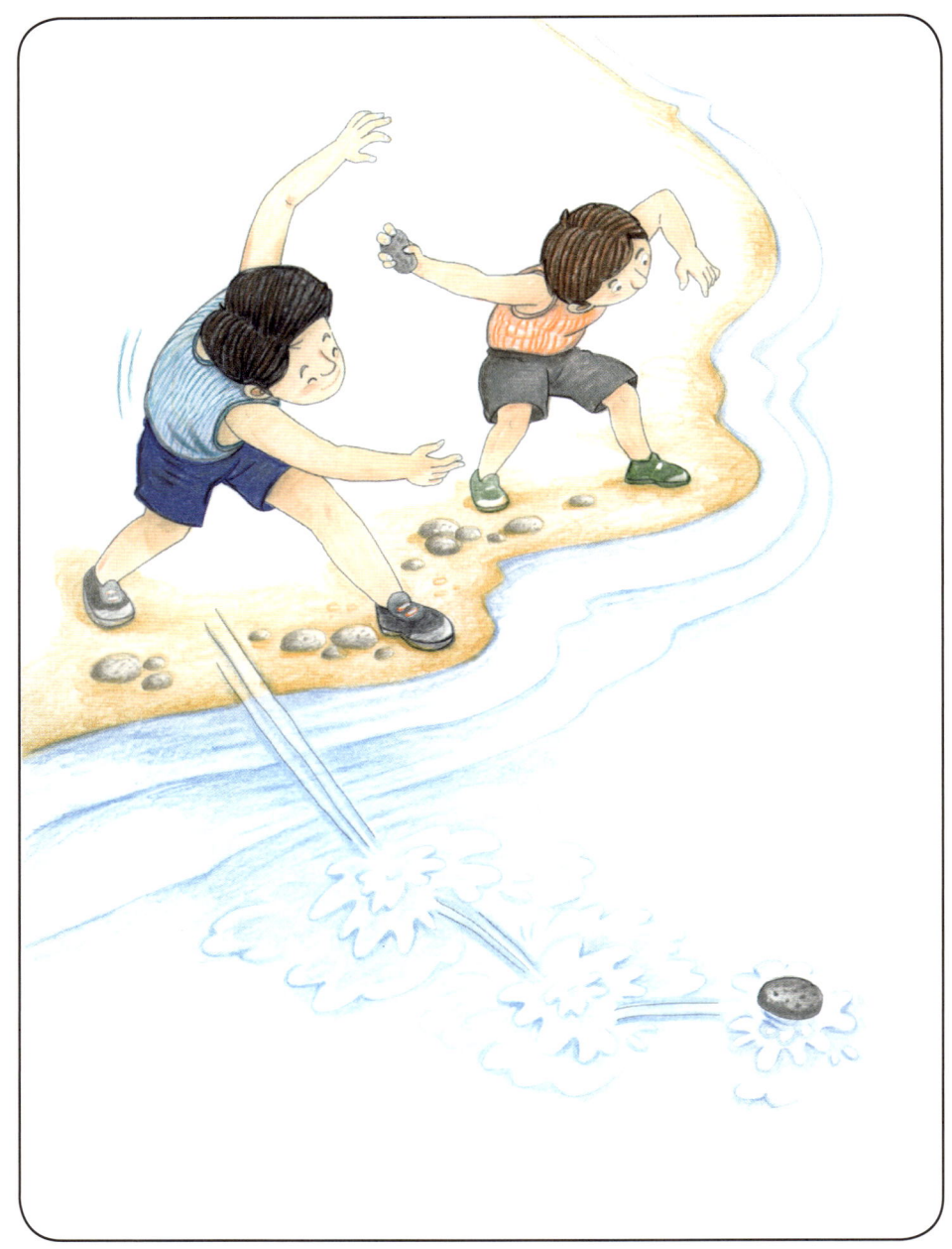

'탐방 탐방 탐방… 꾸루룩!'
어쩌다 친구들과 물수제비를 하면 늘 졌어요.
무릎을 굽히고 뒤로 눕듯 몸을 젖혀서 팔매치기를 하지만,
내가 던진 돌은 물 위를 담방담방 뛰고는 간데없이 사라졌지요.

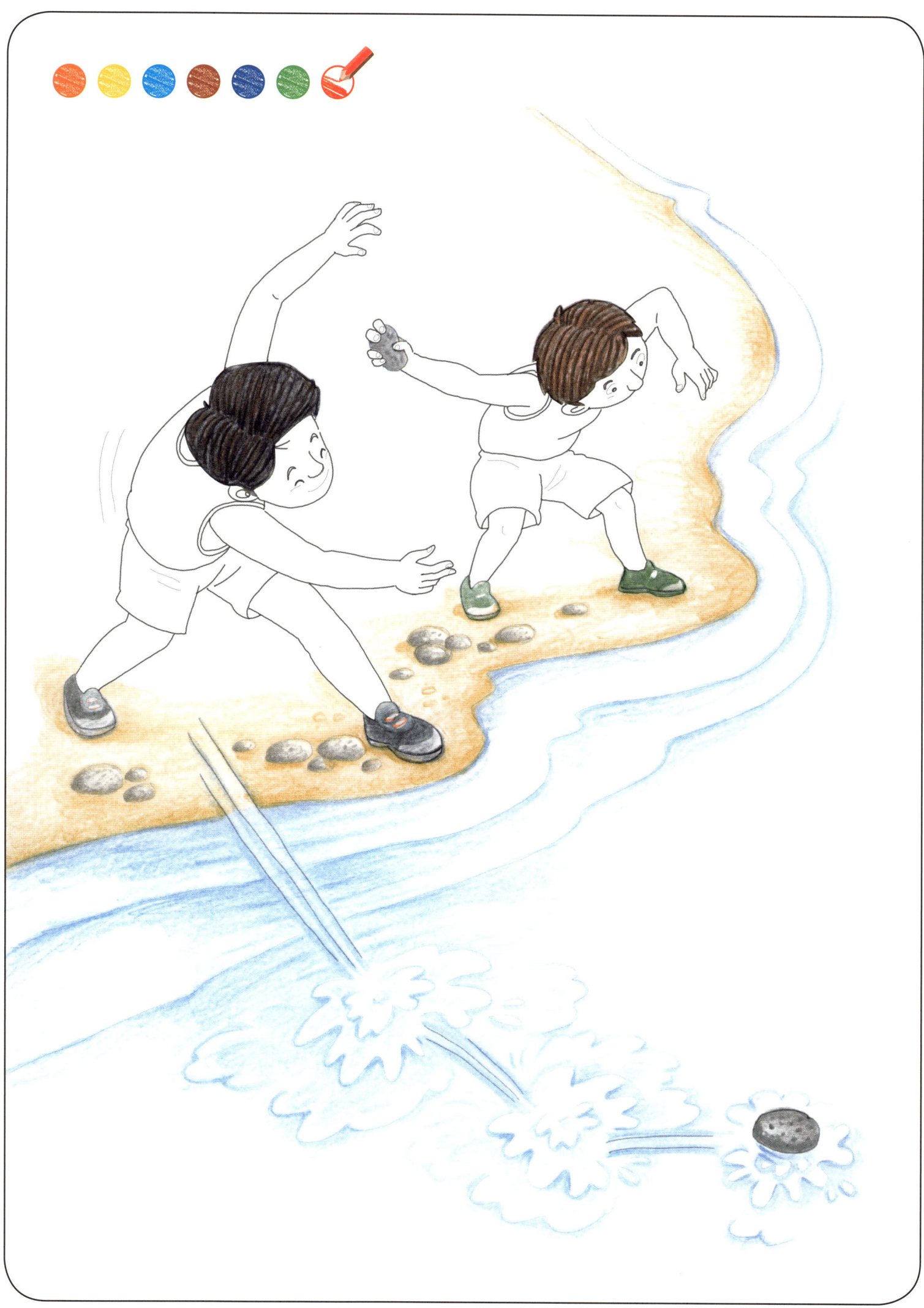

땅따먹기

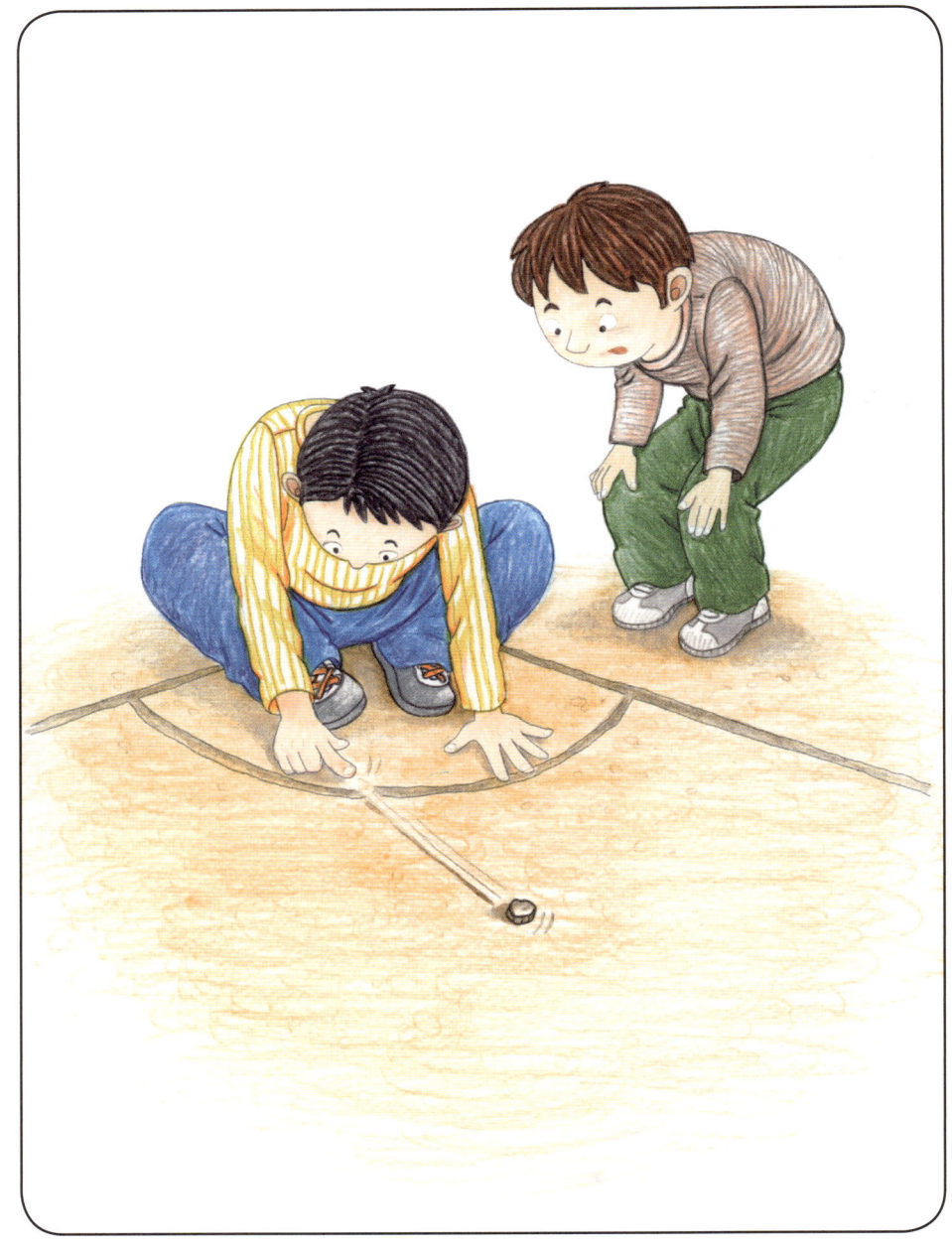

광활한 땅을 마음껏 차지하겠다는 욕심에,
손가락에 힘을 주고 작은 돌 말을 세게 튕겼어요.
세 번 만에 한 뼘 작은 집으로 돌아와야 하는 걸 그만 잊고…,
호기로웠던 나의 욕심은 끝내 좌절하고 말았지요.

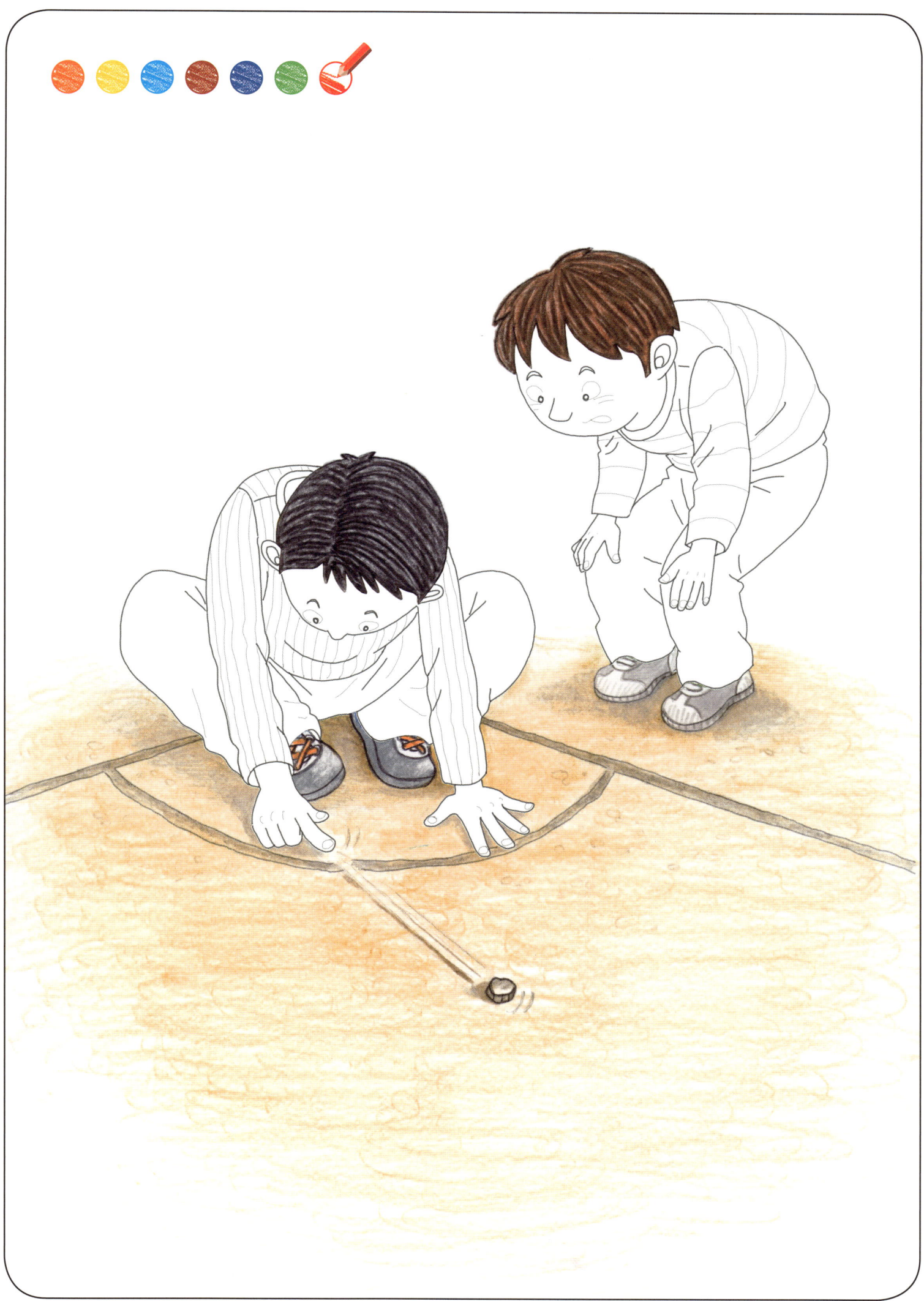

콩 주머니 던지기

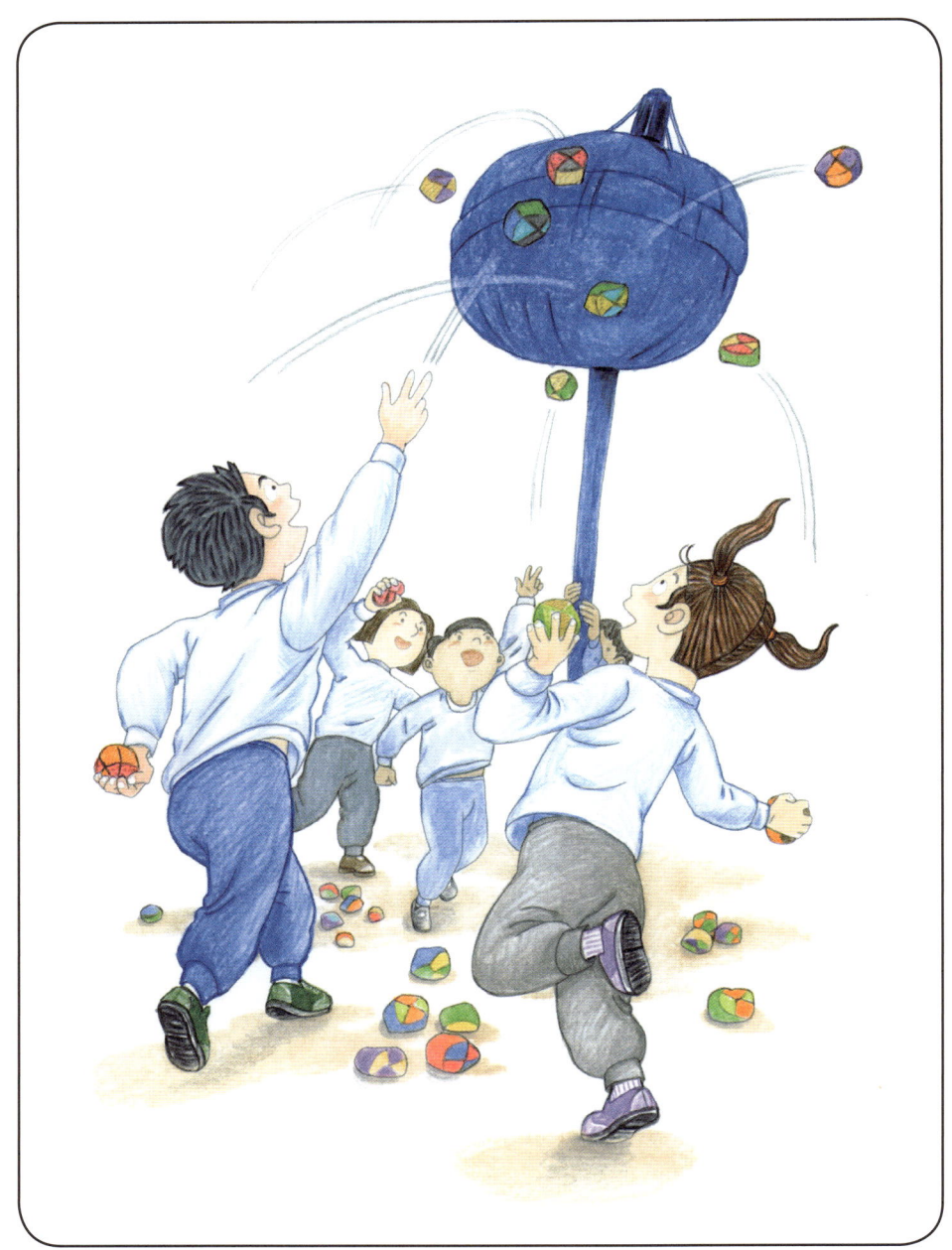

"와아아, 와아아!"
운동회가 열린 날이면 운동장은 뜨거운 함성으로 들썩였어요.
작은 콩알 주머니를 던져 하늘 높이 매달린 박을 터뜨리면,
하늘 문이 열리기라도 한 듯 환호성을 올렸지요.

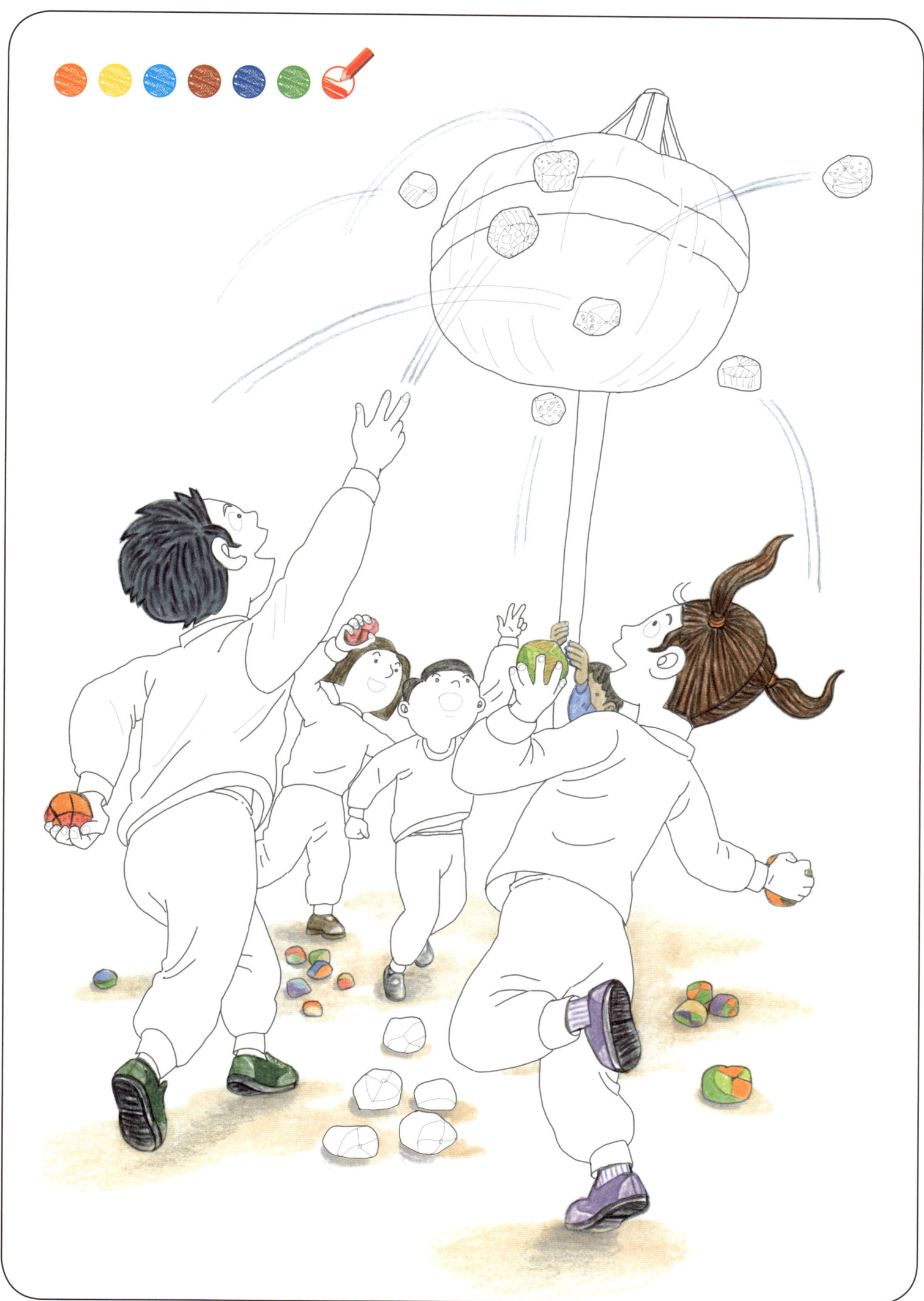

사방치기

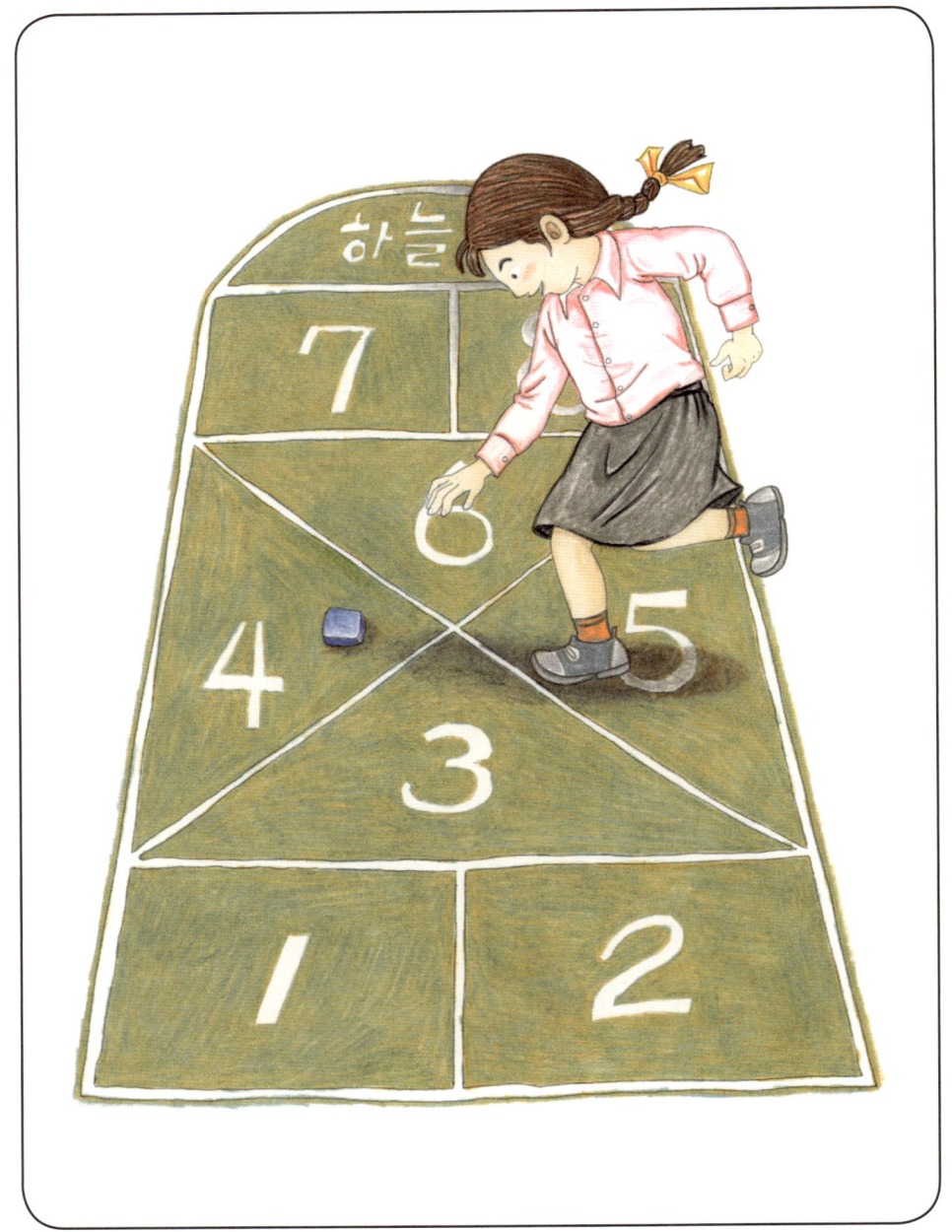

공터만 보이면 땅에 금을 긋고 만든 사방치기 판.
돌을 던진 다음, 한 발로 폴짝폴짝 뛰어
1, 2, 3… 8번 칸을 차례로 돌아서 돌을 찾아와야 했지요.
마지막 하늘까지 다녀오는 길은 아득히 멀기만 했어요.

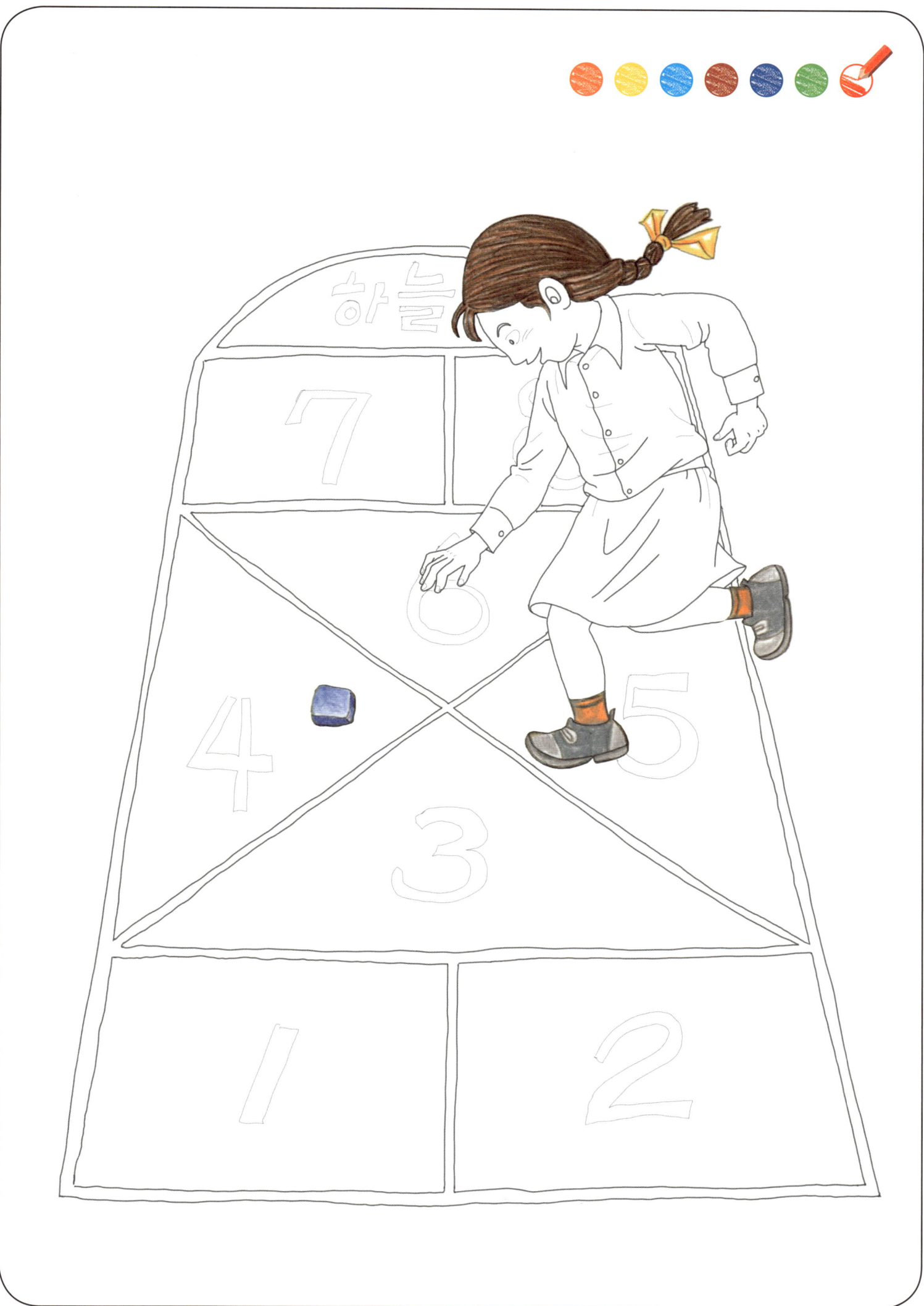

종이학 접기

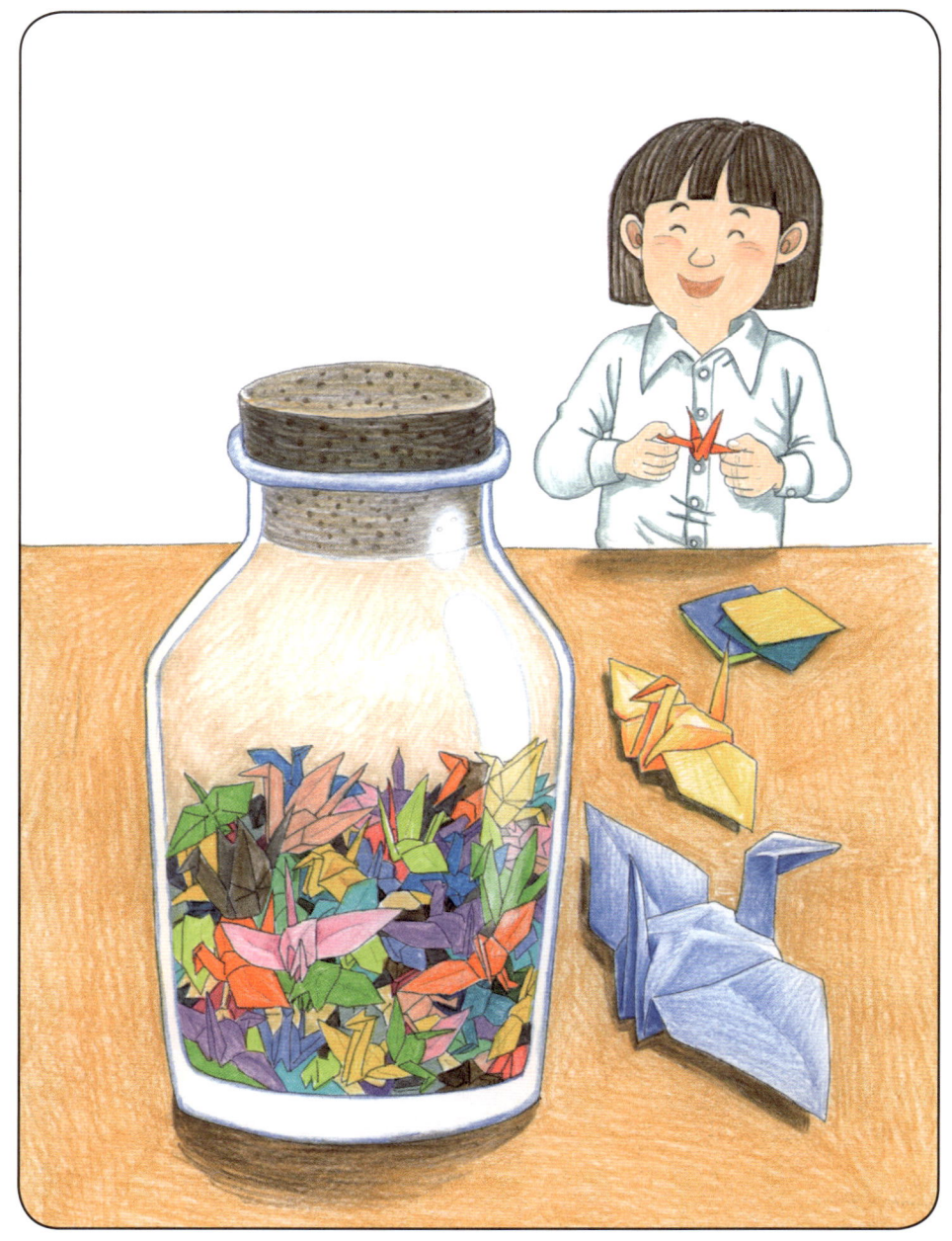

수줍은 마음을 담아 밤새 접었던 종이학!
너와 나의 우정을 위해, 그를 향한 사랑을 위해,
선생님께 품은 존경을 위해 한 마리, 두 마리… 빈 병을 수북하게
채웠지요. 그때 그 종이학은 지금도 내 마음을 날고 있어요.

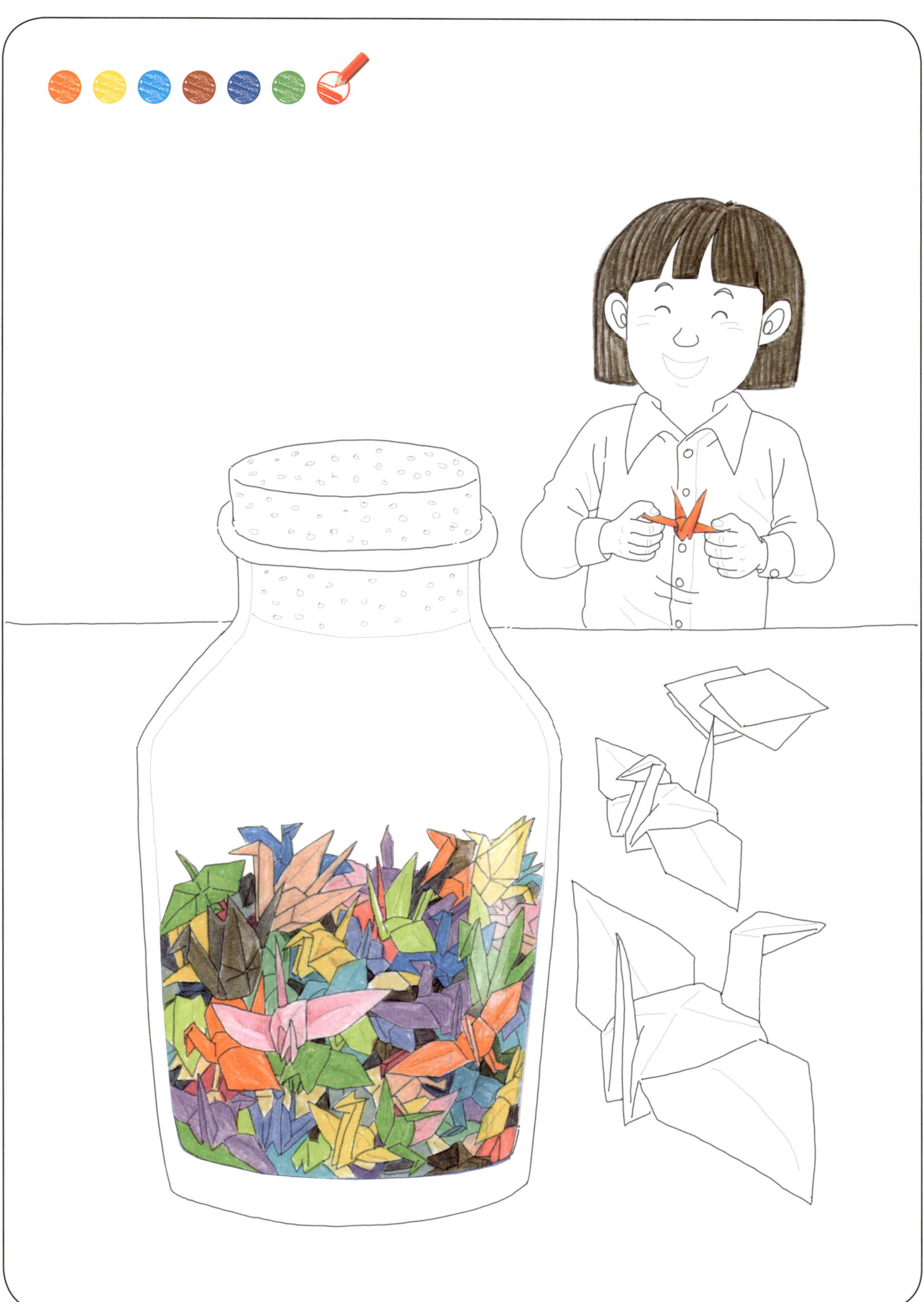

물장구

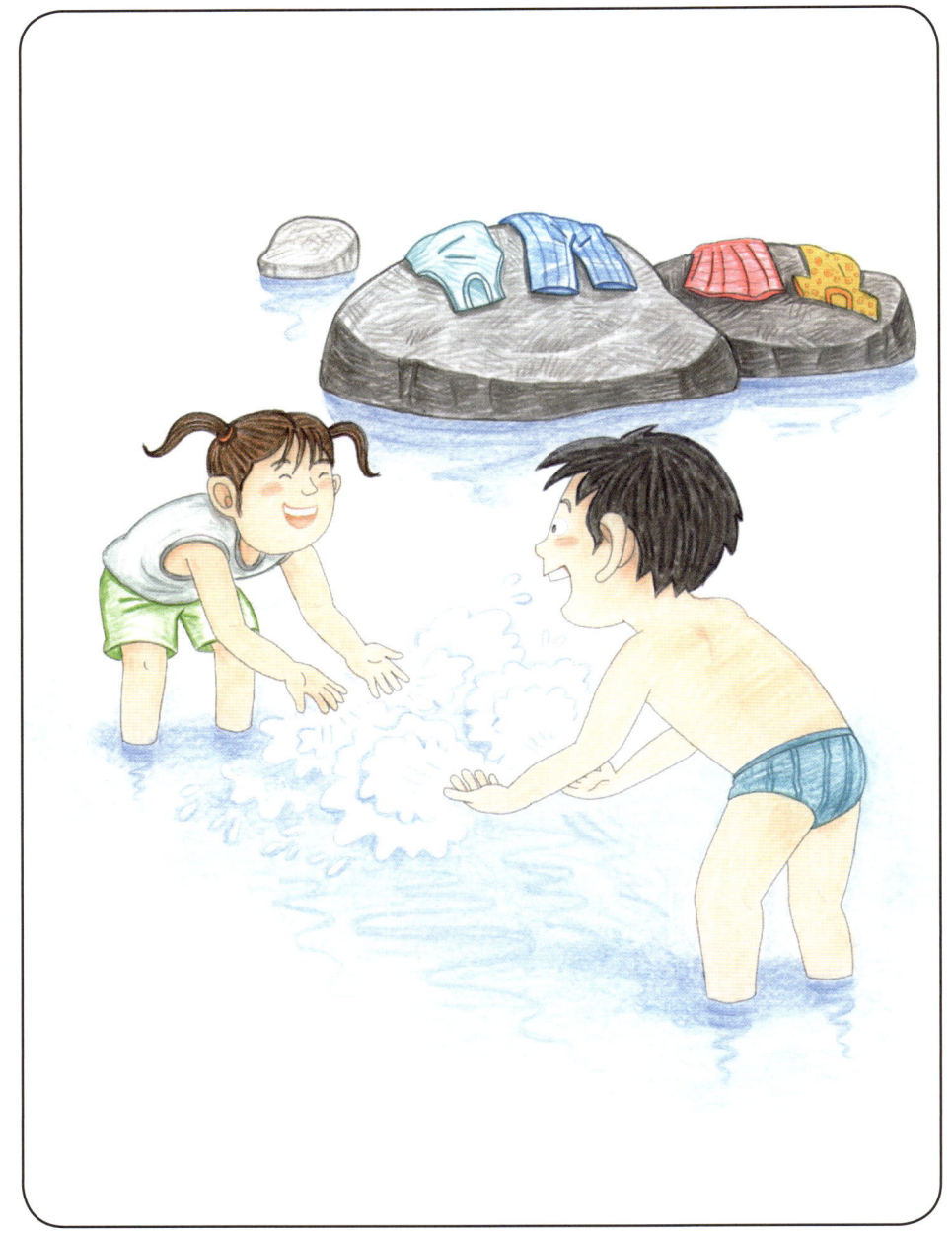

여름만 되면 개울가는 물놀이하는 아이들로 시끌벅적했어요.
'퐁당퐁당, 첨벙첨벙!'
물장구치며 깔깔대던 아이들은 입술이 파래져야
바위 위로 올라와 젖은 몸과 팬티를 말렸지요.

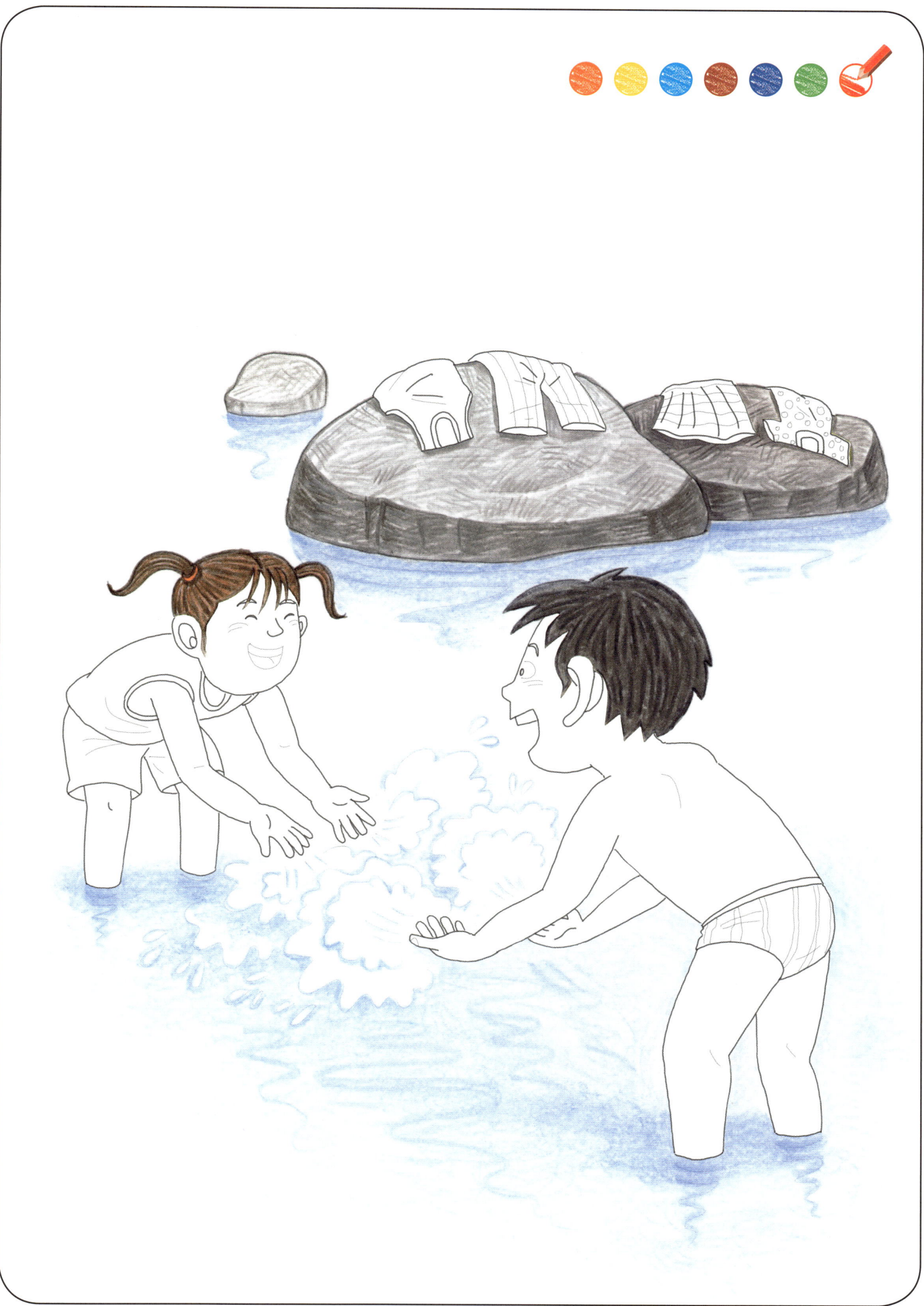

숨바꼭질

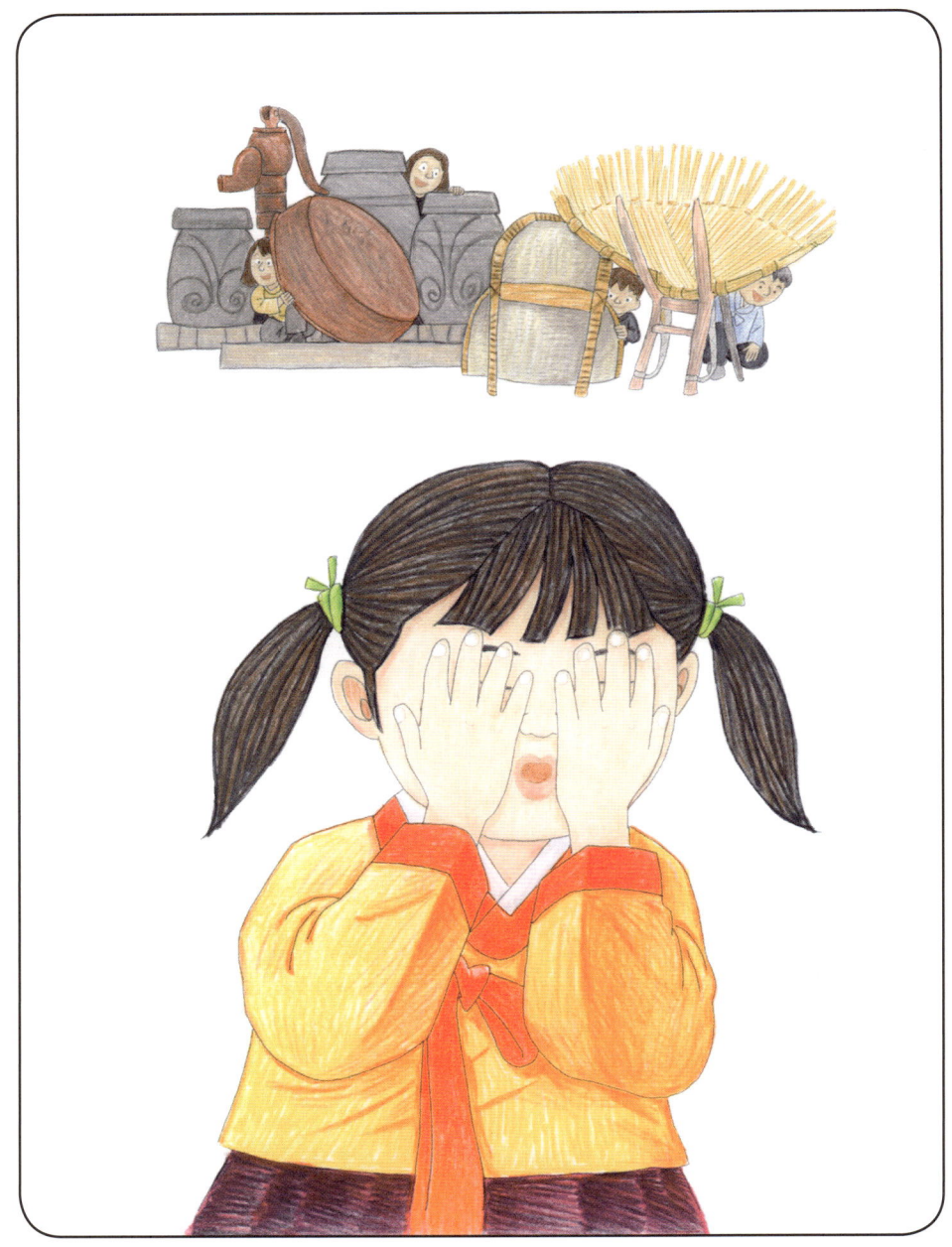

"꼭꼭 숨어라, 머리카락 보일라! 다 숨었니?"
술래가 열을 세는 동안 마음이 그렇게 바쁠 수가 없었지요.
지게 뒤에 숨었다가 대야 속으로 들어갔다가 쭈그리고 앉아서
키를 뒤집어 썼다가…. 몸도 마음 따라 참 바빴답니다.

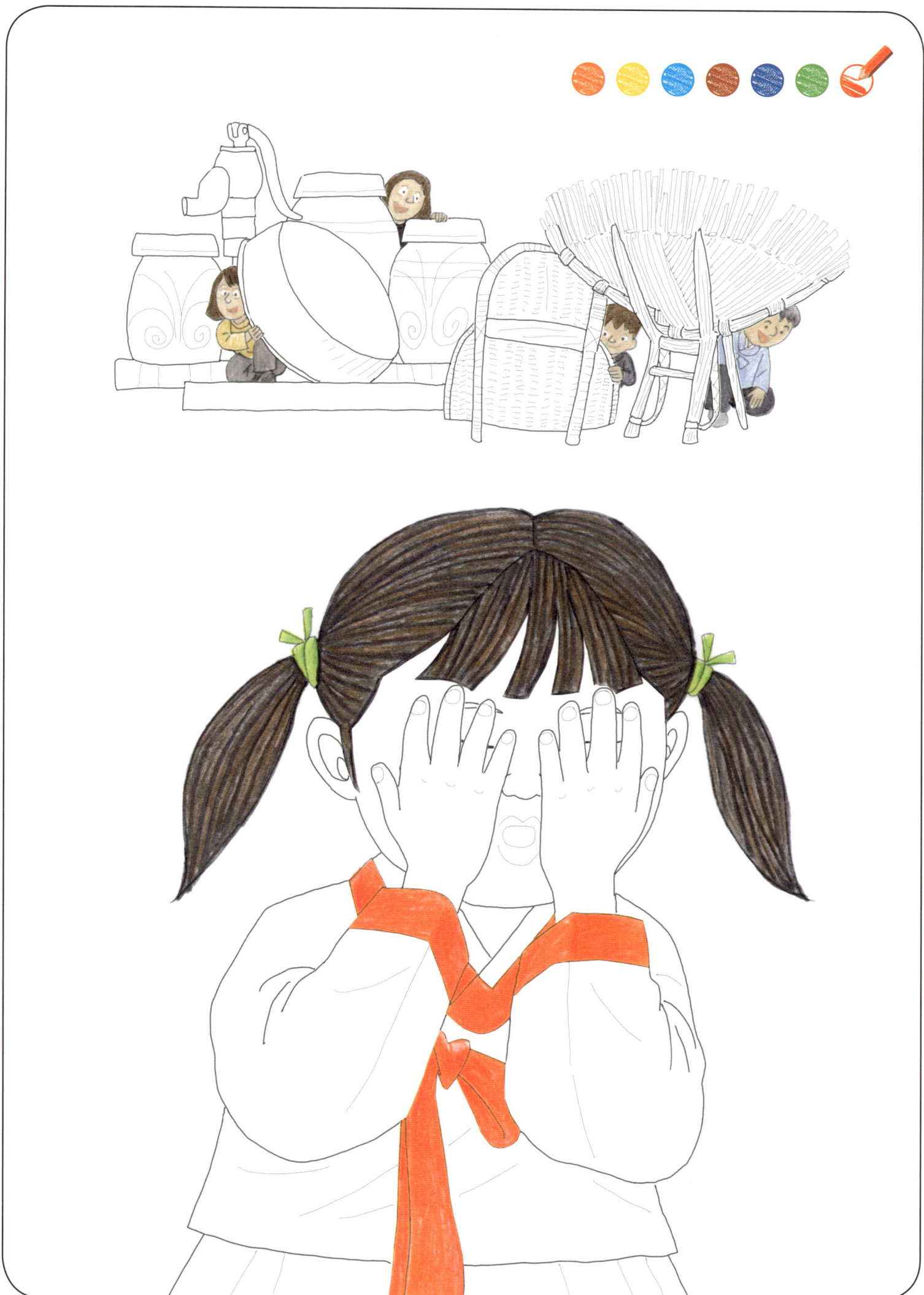

우리 집에 왜 왔니?

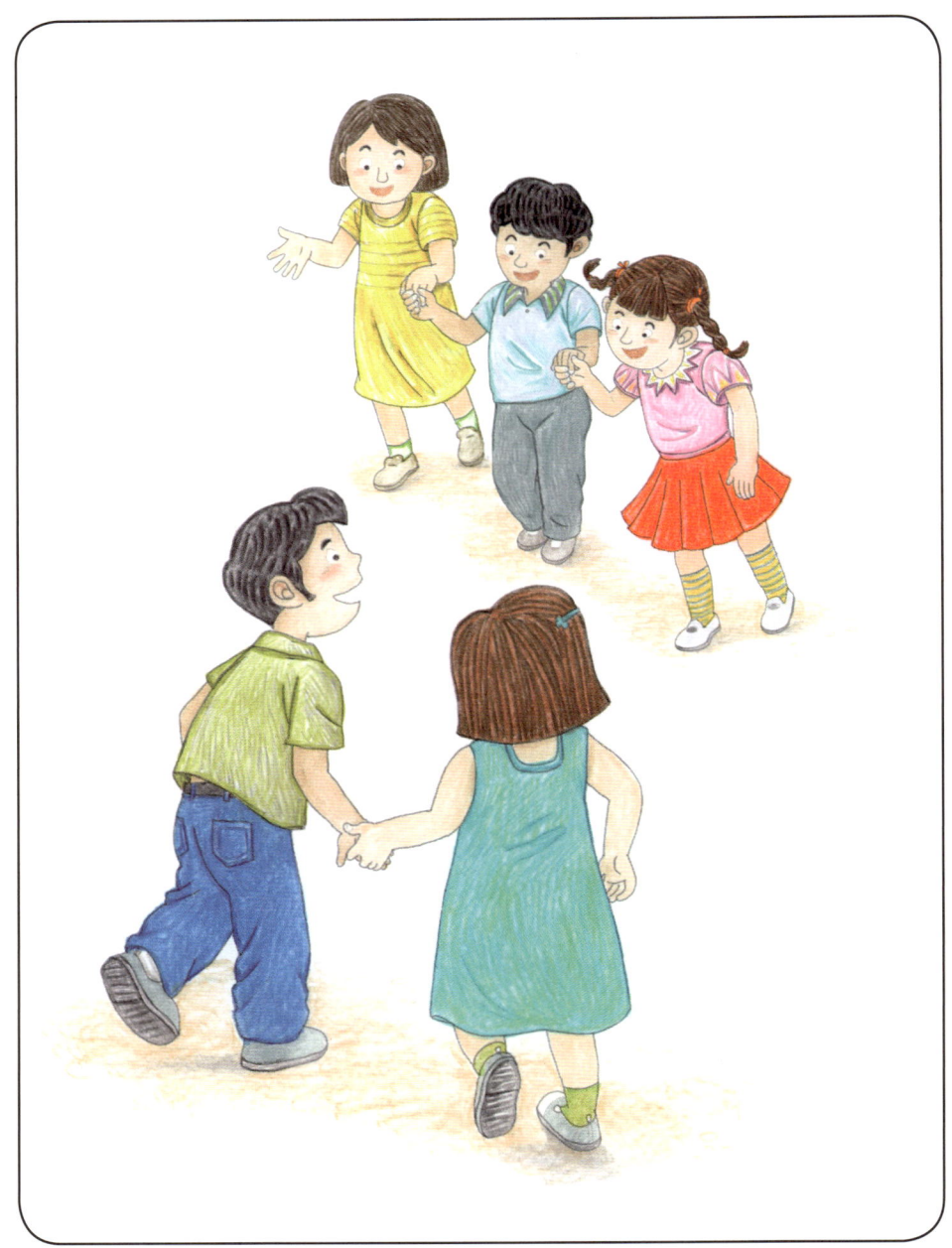

"꽃 찾으러 왔단다, 왔단다, 왔단다!"
"누구 꽃을 찾으러 왔느냐, 왔느냐?" 순간 정적이 흐르고…,
이윽고 이름이 불리면 누군가는 탄식하고 또 누군가는 환호했지요.
그저 저편에서 이편으로 왔다 가는, 돌고 도는 놀이인데 말이에요.

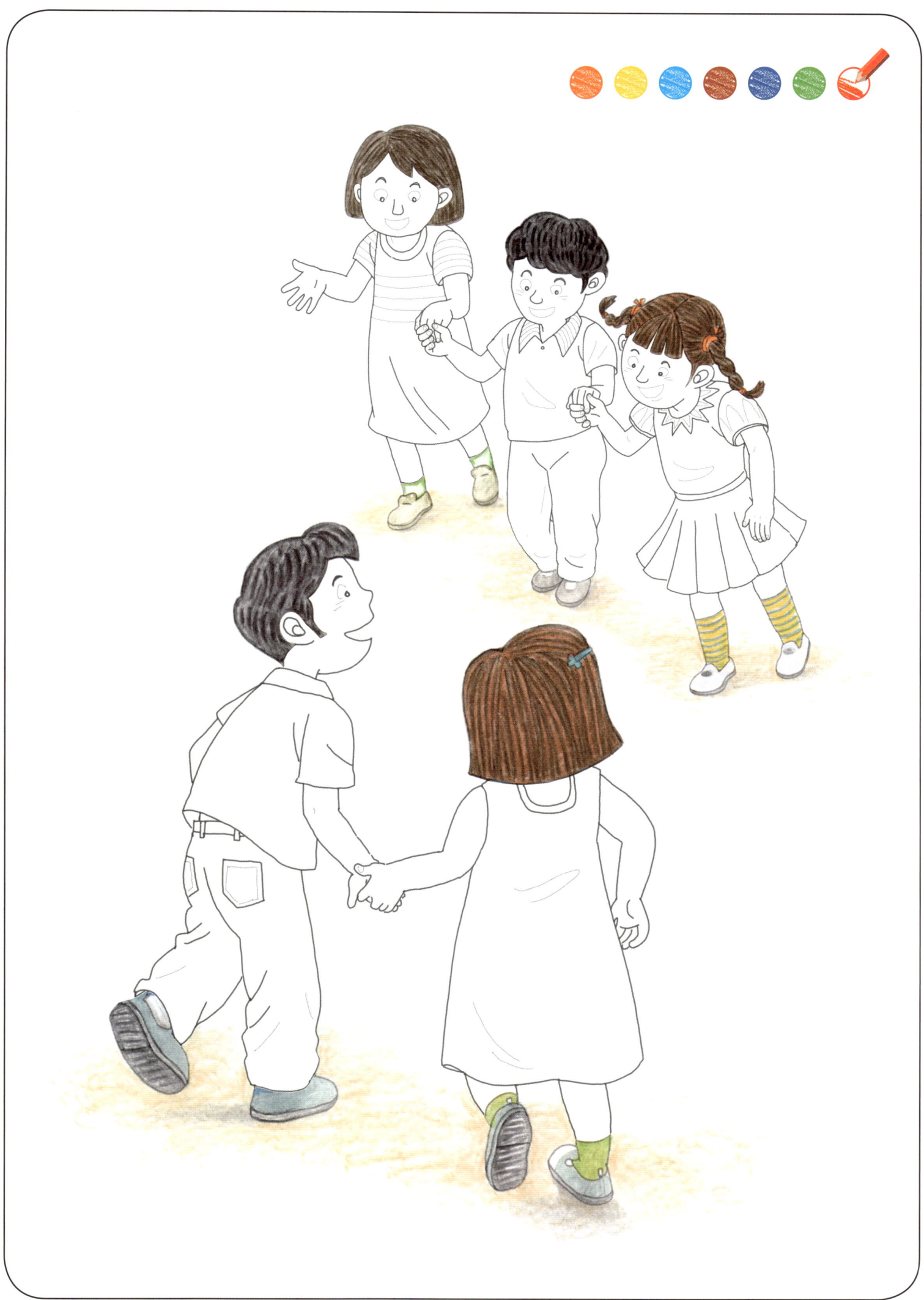

추천 강희택 교수

연세대학교 의과대학을 졸업하였다.
강남 세브란스병원에서 전공의와 임상 조교수, 충북대학교 의과대학 부교수,
미국 네바다주립대학교 방문교수 등을 거쳐 지금은 연세대학교 의과대학에서
부교수로 일하고 있다. 대한가정의학회에서 활동하고 있으며,
대한임상노인의학회 교육이사를 지냈다. 강남 세브란스병원 최우수 강사상을 비롯,
대한가정의학회 우수 논문상, 과학기술인연합회 우수 연구상,
한국호스피스완화의학회 우수 연구지원상 등을 수상했다.

2024년 9월 20일 1판 1쇄 **인쇄**
2024년 9월 25일 1판 1쇄 **펴냄**

펴낸곳 (주)효리원
펴낸이 윤종근
구성 인지능력개발원 · **그림** 김세진 · **추천** 강희택
등록 1990년 12월 20일 · **번호** 2-1108
우편 번호 03147
주소 서울시 종로구 삼일대로 457, 406호
전화 02)3675-5222 · **팩스** 02)765-5222

ⓒ 2024. (주)효리원

잘못 만들어진 책은 구입하신 서점에서 바꾸어 드립니다.
ISBN 978-89-281-0792-6 14650

이메일 hyoreewon@hyoreewon.com
홈페이지 www.hyoreewon.com